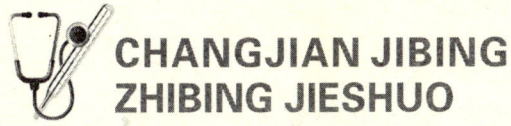

常见疾病治病 解说

张永朝 张侠 编著

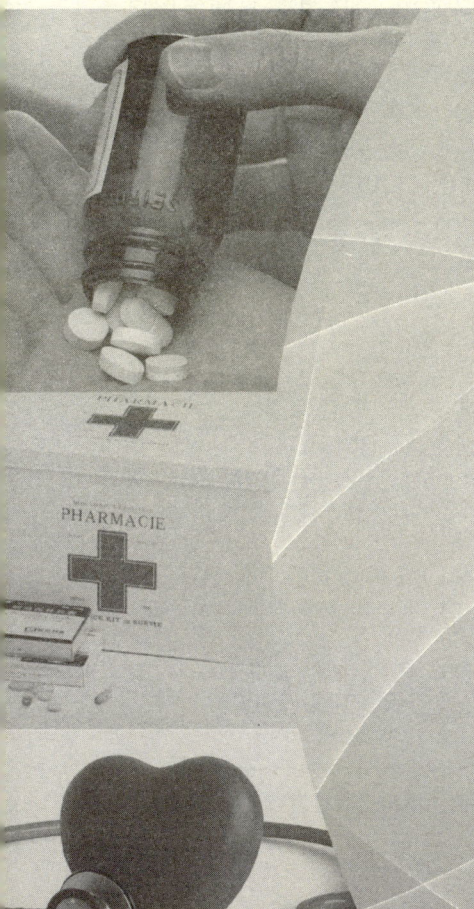

中山大学出版社
·广州·

版权所有　翻印必究

图书在版编目（CIP）数据

常见疾病治病解说/张永朝，张侠编著．—广州：中山大学出版社，2013.1
　　ISBN 978 - 7 - 306 - 04350 - 4

　　Ⅰ. ①常… Ⅱ. ①张… ②张… Ⅲ. ①常见病—诊疗 Ⅳ. ①R4

中国版本图书馆 CIP 数据核字（2012）第 256654 号

出 版 人：	祁　军
策划编辑：	曾育林
责任编辑：	曾育林
封面设计：	曾　斌
责任校对：	马霄行
责任技编：	黄少伟
出版发行：	中山大学出版社
电　　话：	编辑部 020 - 84111996，84113349，84111997，84110779
	发行部 020 - 84111998，84111981，84111160
地　　址：	广州市新港西路 135 号
邮　　编：	510275　　　　传　真：020 - 84036565
网　　址：	http://www.zsup.com.cn　E-mail:zdcbs@mail.sysu.edu.cn
印 刷 者：	广州中大印刷有限公司
规　　格：	880mm×1230mm　1/32　7.75 印张　230 千字
版次印次：	2013 年 1 月第 1 版　2013 年 1 月第 1 次印刷
印　　数：	1～12000 册　　定　价：30.00 元

如发现本书因印装质量影响阅读，请与出版社发行部联系调换

前　言

　　本人1975年毕业于广州医学院，30多年来一直在基层第一线从事医疗事业，广泛接触各科常见病、疑难杂症，计80余种。经过长期的临床实践，总结了一系列的诊治方法，都是较有效的。近年来，我又对这些常见病症及比较典型的病例做了系统的整理，条理逐渐清晰明了，因此有了写作的意向，但这并不是写此书的全部动力。

　　为什么要写这本书呢？理由有两点：

　　第一，人类与疾病斗争了几千年，到现在已积累了十分丰富的经验。尤其是西医传入中国之后，有赖于科学研究，大部分疾病的病因已经弄清了。实际上，从宏观来看，大多数疾病的发生、发展过程都是很简单的，并不像"传说"的那么复杂，治病也并不困难。如果以聊天的方式写出来是较易看明白的，但现代的医书很少从这个角度去写，有的医书甚至连医生都看不懂。

　　第二，国人对疾病病因的认知水平亟须提高。因为对疾病病因认知不清，故易患病，患病后不懂如何处理，过于崇尚高档药、贵重药、进口药，所以出现了很多原本不该出现的问题。如果有一本人们容易看懂的书，并能够指导人们正确有效地处理问题，这对提高人们对疾病的认知水平、少走弯路，应是有好处的。

　　本书用简明易懂的文字写成，尽量少用专业术语，并且附有很多实际病例帮助读者理解。治疗方法和用药都是实际操作的记录，具有简单、直接、有效、经济的特点。不像其他书那样罗列众多的方法，使读者无所适从。

同时，安排了"本书入门之法"一章，让读者通过特征症状搜索疾病的诊治方法，帮助读者自我诊断疾病。十多位文化程度由初中到大专不等的读者经过测试，都能通过症状从这一章中查找到相应疾病，并找出解决问题的方法。因此，这种编排对帮助读者提高对疾病的认识是有好处的。

如果这本书果真对人们有所帮助，那就是编者的最大心愿了。

张永朝

2012年10月1日

目 录

第1章 本书入门之法 ……………………………… 1

第2章 自我诊断治疗法 …………………………… 6
  2.1 怎样自我诊断疾病 ………………………… 6
  2.2 怎样配备药物 ……………………………… 7

第3章 常用药物 …………………………………… 8
  3.1 抗生素 ……………………………………… 9
  3.2 退热药 ……………………………………… 13
  3.3 止痛药 ……………………………………… 13
  3.4 止咳平喘化痰药 …………………………… 15
  3.5 止吐、止泻药 ……………………………… 17
  3.6 维生素类 …………………………………… 18
  3.7 治疗痛症的药物 …………………………… 19
  3.8 中成药 ……………………………………… 21
  3.9 其他药物 …………………………………… 22
  3.10 对百炎净的评价 …………………………… 23
  3.11 小儿身高体重计算法 ……………………… 24

第4章 炎症 ………………………………………… 25
  4.1 概述 ………………………………………… 25

1

4.2 炎症的成因 ··· 27
4.3 炎症的病理生理过程 ····························· 31
4.4 病原体的侵入途径 ································ 33
4.5 炎症的临床表现 ··································· 34
4.6 炎症的诊断 ··· 39
4.7 炎症的治疗 ··· 40
4.8 抗菌和消炎的区别 ································ 43

第5章 疾病各论 ·· 47
5.1 感冒 ·· 47
5.2 急性咽炎 ·· 49
5.3 急性化脓性扁桃腺炎 ····························· 50
5.4 皮肤化脓性感染 ··································· 52
5.5 气管炎、支气管炎 ································ 55
5.6 痉挛性支气管炎 ··································· 58
5.7 咽炎（慢性咽炎） ································ 61
5.8 呕吐 ·· 63
5.9 腹泻 ·· 65
5.10 水肿 ··· 70
5.11 胃痛 ··· 72
5.12 急性幽门炎 ·· 78
5.13 高血压 ·· 80
5.14 冠心病 ·· 83
5.15 呃逆 ··· 86
5.16 便秘 ··· 88
5.17 便血 ··· 90
5.18 腹股沟斜疝 ·· 96
5.19 内耳眩晕症（美尼尔氏综合征） ··········· 100

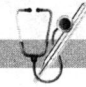

5.20	血管性头痛	102
5.21	失眠症	103
5.22	结核病	106
5.23	甲亢	110
5.24	淋巴结脓肿	114
5.25	痔疮	117
5.26	尿道炎	120
5.27	肾盂肾炎	123
5.28	肾炎	126
5.29	泌尿系统结石	131
5.30	钩虫病	134
5.31	蛲虫病	137
5.32	绦虫病	137
5.33	神经炎	138
5.34	烟酸缺乏症	145
5.35	小儿遗尿症	147
5.36	小儿厌食症	148
5.37	小儿跛行	150
5.38	夜尿	151
5.39	汗证	153
5.40	湿证	155
5.41	外感传里证	158
5.42	阴囊湿疹	160
5.43	急性结膜炎	160
5.44	泪管炎	161
5.45	口腔炎	163
5.46	牙周炎	166
5.47	外耳道炎、中耳炎	167

5.48	慢性鼻炎、鼻窦炎	169
5.49	萎缩性鼻炎	170
5.50	过敏性鼻炎	171
5.51	鼻衄	173
5.52	扁平疣	174
5.53	汗斑	175
5.54	皮肤溃烂感染	176
5.55	瘙痒症	177
5.56	皮肤疙瘩	178
5.57	疥疮	179
5.58	刺激性皮炎	181
5.59	带状疱疹	182
5.60	斑秃	185
5.61	单纯疱疹	188
5.62	水痘	189
5.63	腮腺炎	191
5.64	荨麻疹	193
5.65	皮脂腺囊肿（粉瘤）	196
5.66	毛囊炎、疖、痈、痱子	198
5.67	月经失调	201
5.68	盆腔炎	204
5.69	阴道炎	206
5.70	缺乳	207
5.71	断乳	208
5.72	肩周炎	208
5.73	肌腱炎（附封闭疗法）	210
5.74	肌炎	213
5.75	扭挫伤（附跌打酒）	216

5.76 骨刺 ……………………………… 218
5.77 腰痛 ……………………………… 220
5.78 周期性麻痹 ……………………… 222

第6章 养生的几个问题 ……………………… 226
6.1 人类的寿限究竟是多少岁？ ………… 226
6.2 养生的实施年龄应从何时开始？ …… 227
6.3 养生的中心问题是什么？ …………… 227

附录 常用药物剂量表 ……………………… 232

第1章　本书入门之法

　　这一章是介绍看书的方法。当你拿起一本书时，应怎样去阅读呢？或者该怎样去查找你所需要的内容呢？下面向你介绍一些方法。
　　读书有两种方式，一种是学习或复习性的，我们称为顺向读书。即从头看下去，或从中某一段看下去，看懂了明白了之后，为了增强记忆，还要不断地复习，使记忆强化。这是将系统知识输入大脑的读书法，一般初学者都要这样读。另一种读法是碰到问题之后，需从书中找到答案。持这种读法的人一般都有相当的基础，因此他才知道需要读哪一章哪一节，这时读书的目的是求证或研究，我们称之为选向读书，或曰求证读书。
　　偌大一本书，有的可当枕头，要从中找出你要的东西来，对于不懂的人来说简直是大海捞针，无法做到的，即使是学者也未必能做到。所以读书必须掌握正确的方法才行，但这并不容易，不然的话，世上就没有难题了。举个例子，有的疾病由于太复杂，难以得出正确诊断，直到病人死亡之后依靠病理解剖才知道是什么病。其实，这些病书本中就有，只是未能查找出来，如果都能查出，死亡就不至于发生了，这样的例子不在少数。如果查书那么容易，问题就好办了。实际上，查书有时是一件高难度的事。当然，把疾病名称告诉你，那肯定能查到，难的是从症状去查疾病。

一般书都按科目、按系统、按顺序来编写，查起来较方便。本书是个人经验的总结，虽然也尽量分类编排，但甚不完整。所以，所谓入门之法只是针对本书而言，只用于本书。

假如要想从书中查阅疾病，首先要有查书的根据，就是症状。必须抓住首先发生的一个或几个症状，这就是通常医生收集病史的"主诉"部分，非常重要。它与疾病有直接的联系，是疾病发生的主要表现。如果发病已有一段时间，则应抓住感觉最明显或最重要的症状，以此作为查书的根据。具体做法如下：

（1）症状和疾病密切相关的，如呕吐、腹泻、水肿、胃痛、高血压、呃逆、便秘、便血、失眠症等，直接从目录查阅。

（2）发热、咽痛，或扁桃体肿大者，查"急性扁桃体炎"，第50页。

（3）局部皮肤红、肿、热、痛，或有脓点，查"皮肤化脓感染"，第52页。

（4）皮肤损伤后感染，查"皮肤溃烂感染"，第176页。

（5）咳嗽，痰多而黄或白，查"支气管炎"，第55页。

（6）咳嗽、有痰、气喘者，查"痉挛性支气管炎"，第58页。

（7）咳嗽、痰少、咽痛、咽痒，查"咽炎（慢性咽粒）"，第61页。

（8）喷嚏流涕、头痛乏力、咳嗽者，查"感冒"，第47页。

（9）连续喷嚏，鼻痒鼻塞有鼻水，无头痛乏力、无咽痛者，查"过敏性鼻炎"，第171页。

（10）发热，咽干、痛，咽不甚红，咳少者，查"急性咽炎"，第49页。

（11）五更天凌晨腹痛泄泻，白天不泻者，查"肾虚泄泻",第69页。

(12) 呕吐隔餐食物量多几乎等于食入量,无腹泻,发热或不发热者,查"急性幽门炎",第78页。

(13) 心口痛不超过5分钟自行缓解,呈偶然性发作,日痛一次至数次,或觉心翳者,查"冠心病",第83页。

(14) 腹部与大腿交界处肿物,不痛,平卧可自行消失者,查"腹股沟斜疝",第96页。

(15) 天旋地转头晕,不敢睁眼,想呕或呕者,查"内耳眩晕(美尼尔氏综合征)",第100页。

(16) 一侧头痛,或剧烈,或跳痛者,查"血管性头痛",第102页。

(17) 长期咳嗽,胸痛,口干,夜出汗,午后热者,查"结核病",第106页。

(18) 觉心跳,易出汗,急躁易怒,常饥多食,手颤者,查"甲亢",第110页。

(19) 大便后肛门部分突出,或痛或有血者,查"痔疮",第117页。

(20) 排尿痛或痒,有分泌物流出者,查"尿道炎",第120页。

(21) 尿频尿急,或浮肿,尿检查有白细胞或颗粒管型者,查"肾盂肾炎",第123页。

(22) 浮肿、尿少、腰痛,尿检查有蛋白或透明管型,或有尿潜血、尿中有红细胞者,查"肾炎",第126页。

(23) 一侧腰痛或腹痛,剧烈而持续,腹壁不硬,捶之有痛感者,查"泌尿系统结石",第131页。

(24) 贫血,指甲粗糙扁平,或边缘反翘者,查"钩虫病",第134页。

(25) 小儿夜间哭闹,肛门痒者,查"蛲虫病",第

137页。

（26）一侧额纹消失，歪嘴巴者，查"面神经炎"，第138页。

（27）整排牙齿痛，或眼角痛至流泪，或一侧头皮针刺样痛，三者兼有或只有其中之一者，查"三叉神经痛"，第141页。

（28）深吸气或笑时，胸廓牵拉痛者，查"肋间神经痛"，第142页。

（29）手、脚有手套、袜套样区域麻木者，查"末梢神经炎"，第143页。

（30）皮肤粗糙、皮疹，或有化脓者，查"烟酸缺乏症"，第145页。

（31）小儿突然蹲伏在地不愿行走，走路时一足拖地者，查"小儿跛行"，第150页。

（32）夜间小便两次以上者，查"夜尿"，第151页。

（33）头昏、腰痛、耳鸣，夜间口干、出汗者，查"盗汗"，第153页。

（34）白天多汗者，查"自汗"，第154页。

（35）头重、疲乏、胸腹胀闷、食欲不振、欲呕吐者，查"湿证"，第155页。

（36）头痛如裹，时冷时热，口苦作呕，或感冒后有前症者，查"外感传里证"，第158页。

（37）小儿不愿进食，流口水者，查"口腔炎"，第163页。

（38）嗅觉减退或消失者，或觉鼻孔干燥者查"萎缩性鼻炎"，第170页。

（39）鼻孔流血，查"鼻衄"，第173页。

（40）胸背部多个淡白色皮斑，不痒者，查"汗斑"，第175页。

第1章 本书入门之法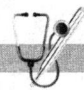

（41）夜间皮肤奇痒，皮肤、指缝间有米粒大皮疹者，查"疥疮"，第179页。

（42）众多密集小水疱成行，火灼般痛者，查"带状疱疹"，第182页。

（43）一小撮区域脱发者，查"斑秃"，第185页。

（44）皮肤像地图样突起，奇痒者，查"荨麻疹"，第193页。

（45）皮下肿物，与表皮紧连不能分开者，查"皮脂腺囊肿（粉瘤）"，第196页。

（46）皮肤多个米粒大小肿起，有痒痛感或脓点者，查"毛囊炎、疖"，第198页。

（47）皮肤化脓性感染，肿痛，范围大于1厘米者，查"痈"，第199页。

（48）白带多，或有下腹胀痛者，查"盆腔炎"，第204页。

（49）女性外阴瘙痒者，查"阴道炎"，第206页。

（50）肩痛，活动受限制者，查"肩周炎"，第208页。

（51）肌肉、肌腱活动时痛，静止时不痛者，查"肌炎"，第213页；或查"肌腱炎"，第210页。

（52）足底踩地时痛，离地不痛者，查"骨刺"，第218页。

（53）关节痛、腰椎痛，查"腰痛"，第220页。

（54）早晨起床时腰痛，活动后好转，查"肾虚腰痛"，第221页。

（55）早晨眼屎多者，红眼病者，查"急性结膜炎"，第160页。

（56）双下肢软瘫，神志清醒，说话清晰者，查"周期性麻痹"，第222页。

第2章 自我诊断治疗法

2.1 怎样自我诊断疾病

本书编排了"本书入门之法"一章,介绍了一部分常见病从自觉症状查找疾病的方法,另一部分较易诊断的疾病,或经医院检查已知诊断的疾病,如高血压、冠心病、胃痛、关节炎、肾炎等慢性病,可直接从目录中查找。

对于未知的、急性发生的常见病,可以借助"本书入门之法"一章帮助诊断,从而找出治疗方法。具体做法分如下两步完成:

(1) 利用自觉症状及其特点在"本书入门之法"一章中查找到相应的病名,并翻到具体章节查看发病原因、症状和诊断。看是否相符,若不符,再回"本书入门之法"一章中查找;若相符,就基本得出诊断了,然后从治疗方法中找出所需的药物。

(2) 把需用的药物列出来,然后从本书的附录"常用药物剂量表"中查找出使用量并把它们记下来。

举个例子:一位40岁的男子,突然出现右侧腰痛,并感觉痛至右腹部,疼痛像刀割一样持续一夜不停,用手捶一下腰部,疼痛更加明显。以此症状从"本书入门之法"中查找到"泌尿系统结石"一节,翻开对比,发现相符,但不知到底是否是结石,而且需要知道结石的位置、大小等情况,因

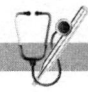

第 2 章 自我诊断治疗法

此到医院做 B 超检查,最后确定为右侧输尿管下段结石,直径 6 毫米。于是,按照书中列的排石方法,按处方到药店配备了中西药,按照用法用量服用即把结石排出来了。

2.2 怎样配备药物

如果使用中药,那就比较好办,只要把处方药名及用量写出来,到药店配制就行了。

如果是西药,则有时不太好办,有些药是难买的,而且现时药店也不设散装零售,要整瓶或整盒购买。

下面举例介绍一种做法。比如,所患病症是落枕,即颈肌炎,从书中找到的治疗用药是风湿灵、强的松、双氯灭痛、保泰松、强筋松。并从"药物剂量表"中查知具体用法为:风湿灵片 4 片、双氯灭痛片 1 片、保泰松片 1 片、强筋松片 2 片,以上药物每日服 3 次;另强的松片 1 片,每日服 2 次。

如此,按以上药名到药店购买 1 瓶或 1 盒,按剂量及用法使用,直至病愈,用不完的药放入药箱储备,以备下次用或他人用。

从经济角度看,即使整瓶购买也比上医院就诊省钱。

第3章 常用药物

药物在疾病治疗中是非常重要的，如果没有药物，医生将束手无策。

怎样选择、使用药物，是一个关键问题。使用恰当，治疗就有效，使用不当就不能达到目的，甚至起相反作用，有时还会延误诊治，使病情加重。曾经有一例急性阑尾炎的患者，因为腹痛，自主用了止痛药，认为好转了。等到再痛时，阑尾已化脓，并引发腹膜炎。类似的例子是很多的，因此，用药必须谨慎。

使用药物应当遵循以下原则：

第一，详细分析、判断，根据病情选择适当的药物。比如，根据感染、病原体的鉴别而选择抗菌药还是抗病毒药或其他。应注意：止痛药在急性腹痛未明病因时不宜用。总之，应根据病情选择适合的药物。

第二，要注意掌握药物的使用方法和剂量、毒性反应和副作用。使用方法基本上是注射、内服和外用几种，剂量宜控制在常用量范围。新斯的明、加兰他敏、凡拉蒙、安乃近、维生素 B_1 等针剂曾有致死报告，氯化钾是危险药，这些药只适宜口服，针剂不适宜在小诊所使用。一般药物都有详细的使用说明书，注明了毒性和副作用，应详细了解后再用。副作用是指主要作用之外的其他作用，有时也可利用副作用来治疗。

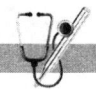

第三，经济性。应在效果判断的基础上，首选廉价药物；在效果不理想时再考虑改变，盲目追求贵重药、高档药是不对的。

下面介绍常用的基本药物。

3.1 抗 生 素

抗生素是针对病原体的主要药物，病原体包括细菌、衣原体、螺旋体、病毒、原虫等。

依照微生物学检查法，将细菌分为两大类：一类是革兰染色阳性菌，以球菌为主，通常分泌外毒素。主要作用于这类菌的药物有青霉素、先锋霉素、红霉素、林可霉素等。另一类是革兰染色阴性菌，以杆菌为主，通常分泌内毒素。主要作用于这类菌的药物有链霉素、庆大霉素、丁胺卡那霉素、呋喃唑酮、磺胺咪、呋喃旦啶等。

此外，还有一类杆菌称作抗酸杆菌，以结核杆菌为主，是引发结核病的主要病原体，是一大类。针对这类菌的药物有链霉素、雷米封、利福平、乙胺丁醇等。

目前，抗生素已越来越向"广谱"发展，即对革兰染色阳性菌和阴性菌都有作用，有些还对病毒起作用，比如新一代青霉素、先锋霉素、百炎净、四环素族、环丙沙星类等。

3.1.1 青霉素类

青霉素类是 20 世纪 40 年代问世的杀菌药，对多数球菌及部分杆菌有直接杀灭作用，当时曾挽救了无数受细菌感染的病者和伤者的生命。七八十年代因细菌的耐药性普通增强，青霉素效果一度下降,后来衍生出很多青霉素类药物,成为广谱抗生素,至今仍是主要的抗生素,但因有过敏性休克的严重反应,使用时应特别注意。

3.1.2 先锋霉素类

先锋霉素类也属青霉素类,也会有过敏反应,但效果难评价。

3.1.3 红霉素类

用于革兰氏阳性菌感染,效果不及青霉素,但对青霉素耐药菌仍有效。对衣原体和支原体感染效果好,这类药有红霉素、螺旋霉素、麦迪霉素、罗红霉素等。有针剂和片剂,针剂滴注时会刺激静脉壁引起疼痛,要慢滴。

3.1.4 林可霉素

注射剂。与青霉素作用相似,主要用于革兰氏阳性菌感染,效果较好,副作用小。

3.1.5 丁胺卡那霉素

注射剂。主要用于革兰氏阴性菌感染,但也是广谱抗生素,效果较好,对听神经的损害比链霉素、卡那霉素和庆大霉素小。

3.1.6 氟哌酸

与环丙沙星是同类药,以治疗革兰氏阴性菌感染为主,但也是广谱抗生素。这类药从理论上讲是不错的,但实际使用起来效果不是很理想。

3.1.7 四环素族

四环素族有土霉素、甲烯土霉素、四环素、强力霉素等,属广谱抗生素。可用于各种感染,以强力霉素效果较好。不良反应有胃刺激、小儿牙齿黄染等,一般药书载"不宜用于小儿"。

3.1.8 呋喃唑酮

呋喃唑酮又名痢特灵,肠道消炎药、抗生素。口服吸收后经肾排泄,使尿色深黄。适用于急慢性肠炎,并可用于胃炎、胃溃疡的辅助治疗,效果较好。

3.1.9 呋喃旦啶

对革兰氏阴性菌有效,主要用于泌尿系统感染,效果尚可。

3.1.10 利福平

本药是新一代的抗结核药,抗结核效果优于链霉素,而且无听神经毒性反应,口服方便。此外,利福平也是一种广谱抗生素,对多种细菌感染都有较好效果,对病毒也有效。副作用小,但口服后小便呈红色,且有暂时便秘。

3.1.11 氯霉素

本药为广谱抗生素,是伤寒病的首选药。可直接杀灭伤寒杆菌,但用量过大反而会因病菌大量死亡释放出更多内毒素而使症状加重,因此适宜小剂量使用。同时,氯霉素对骨髓有毒性,可引起再生障碍性贫血,后果严重。故一般情况下不宜使用,若要治疗较顽固的肠道感染,可使用合霉素,其不良反应较小。

3.1.12 百炎净

百炎净又名磺胺甲基异恶唑，是较好的广谱抗生素，将在本节末专门介绍。

3.1.13 异烟肼

异烟肼又名雷米封，抗结核药，因穿透力强，与利福平合用治疗各种各期结核病，效果较好。用药期间应定期检查白细胞。

3.1.14 乙胺丁醇

抗结核药，单用效果不理想，多联合用药。此外，与其他抗生素合用可消除炎症结节。

3.1.15 甲硝唑

甲硝唑主要用于抗厌氧菌感染，用于龋齿和牙龈炎。此外，对滴虫和疥虫也有杀灭作用，采用内服与外用连用的方法治疗滴虫性阴道炎和皮肤疥疮，都有较好效果。

3.1.16 穿心莲制剂

片剂作用不明显，针剂用于细菌感染和病毒感染，也可以退热。与地塞米松联合注射治疗多种病毒感染如红眼病、水痘、带状疱疹等都有较好效果，而且基本无不良反应。

3.1.17 病毒灵

病毒灵又名吗啉呱，抗病毒药。可用于一切病毒感染，但效果不稳定，约40%的情况下有效。

第3章 常用药物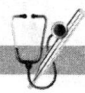

3.2 退 热 药

（1）退热效果较好的口服药是安乃近，服药后宜多饮水，并注意环境通风，一般都可退热。

（2）穿心莲针剂加地塞米松肌注，退热效果也很好，适用于高热。有些感染性发热不能服药的病例，单用此法也有效。

（3）中成药新雪丹、紫雪丹、小儿奇应丸，也可单用于退热，但作为辅助药物结合其他药使用，效果更好。

（4）其他物理降温法尚有头部冰敷、酒精拭浴等。

（5）高热或过高热，指体温在 39～41.5 ℃，或用过其他退热法不能退者，可采用如下办法：肌注穿心莲加地塞米松，口服安乃近加氯丙嗪（冬眠灵）1/4 至 1/2 片，通风，多饮水。这是一退热良策，很多高热不退者，经用此法，体温都能降下来，有的降至 35 ℃，药力过后可恢复正常，但需与适当的抗菌药同用。

3.3 止 痛 药

（1）发热头痛、全身酸痛，选用安乃近。

（2）牙痛、神经痛、外伤疼痛，选用索米痛（去痛片）。

（3）骨膜、关节、肌肉、肌腱等疼痛：见具体章节。

（4）骨刺、骨膜炎等痛症：选用封闭疗法，见具体章节。

（5）泌尿系统结石所致的剧痛：此类痛一旦诊断明确后，

只有杜冷丁加阿托品才能止痛,但也只能维持 2～3 小时。中药排石汤煎服,即使不能马上排石,也能使结石移位而止痛,药方及用法详见"泌尿系结石"相关内容。

(6) 平滑肌痉挛所致的腹痛:阿托品是平滑肌痉挛的良好解痉剂,可肌注可口服。阿托品的作用较复杂,除解痉止痛外,还可扩张血管、抑制腺体分泌,故有脸红、心跳加快、口干等不良反应。用量大时可使肠蠕动明显减弱。阿托品的安全性较好,即使副作用反应大也不容易发生毒性反应。但对于急性腹痛,诊断未明时应禁用,以免因止痛而延误诊断。阿托品的同类药还有 654-2、普鲁本辛等。

(7) 头痛、偏头痛:属血管紧张性头痛,止痛药可用麦角胺咖啡因、烟酰胺、脑脉宁等。其中麦角胺咖啡因松弛血管平滑肌、扩张血管的作用较强,止痛效果较好,是专治血管紧张性头痛的好药;烟酰胺也能松弛血管而止痛,此外,还是治疗皮肤病的好药;脑脉宁的作用则较缓和,多用于轻症者,它能增强脑部的血液供应,常用于脑缺血缺氧的患者。

(8) 心绞痛:急性发作时立即用硝酸甘油片或亚硝酸异戊脂舌下含化,它们是快作用类,一分钟可以发挥效果,松弛冠状动脉,缓解心绞痛。所以,这类药心绞痛患者应常备,以应急之用。另外,血压太高时,舌下含化硝酸甘油片也可以使血压暂时下降。心绞痛缓解后,可内服消心痛、潘生丁等药维持。

(9) 胃痛:可分别选用西咪替丁、雷尼替丁、丙谷胺、阿托品等药。胃痛病情较复杂,有时单用一种或两种药物仍不能止痛,有时需用中药才有效,要看其具体病情而定。

(10) 癌症痛:通常疼痛剧烈,一般止痛药不起作用,需用杜冷丁、吗啡、强痛定等药才能止痛,但这类药是成瘾性药物。

第 3 章 常用药物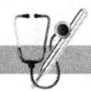

3.4 止咳平喘化痰药

3.4.1 止咳药

止咳药有咳必清、美沙芬、可待因等。以前,这些止咳药都有一定的止咳作用,尤其是可待因,止咳作用很强,用于无痰的刺激性咳嗽,常明显有效,但有成瘾性,连续使用不宜超过 3 天。右美沙芬是人工合成品,具有可待因的作用,理论上是不错的,实际使用效果并不理想,有效率很低。咳必清是一老药,作用是麻醉性止咳,即能减低神经反射作用而止咳,但止咳效果并不理想。

现代人的咳嗽多因咽喉部的慢性炎症所致,止咳药已难起作用。炎症稍明显一点的,即咽部有痒感、有痰不能咳出的,应按咽炎处理才可止咳,详见"咽炎"相关章节。

这里介绍一种中药:盐肤叶。即落叶乔木盐霜柏树的叶,干用鲜用均可,干用每次 9~12 克(鲜品 30 克),加水煎 30 分钟,加糖内服,服药后短时内不喝水,让药液在咽部充分起作用。咳嗽越剧烈,此药效果越好。能在 1~2 分钟内止咳,一次用药有效,无不良反应。这种药经过十多万例的验证疗效得到证实,尤其适用于小儿,很多小儿常过量服用,均有效而无不良反应。从使用效果来分析,它能止咳应是对黏膜起麻醉作用,因此能在短时间内止咳,同时能减少腺体的分泌,这是收敛作用,从总体上看,效果是好的,有时甚至比可待因好。

3.4.2 平喘药

平喘药的作用主要是松弛支气管平滑肌的紧张收缩,解除痉挛,使狭窄的管腔变宽,气流能充分通过,因而止喘。这类药有很多,这里重点介绍两种:

(1) 氨茶碱。这是较老而有效的平喘药,能快速松弛痉挛的支气管平滑肌而起平喘作用。通常口服即有效,重症者可采用注射方式,不良反应表现为心跳加快。

(2) 肾上腺素。松弛支气管平滑肌而平喘,常用于症状较重者,作用快而短暂,注射用药。不良反应表现为心跳加快、血压升高。不宜用于高血压者。

此外,还可采用穴位注射法:用胶性钙或核酪注射液在大椎穴第一胸椎两旁1.5厘米处各注1毫升。这是一旧法,有止咳平喘作用,适用于小儿,效果也不错,但现已渐少用。

3.4.3 化痰药

主要用于痰多咳嗽,这类药有很多,这里介绍三种:

(1) 化痰片。又名羧甲司坦片,化痰作用较好,无刺激性,无不良反应。

(2) 复方甘草片。含片复方甘草片化痰效果好,有特殊气味。

(3) 必嗽平。化痰作用稍差,单用不理想,但合用能增强效果。通常采用合用方式,即上述两种或三种合用,能增强化痰作用。

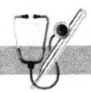

3.5 止吐、止泻药

3.5.1 止吐药

针剂有灭吐灵,片剂有阿托品、奋乃静、冬眠灵,中成药有藿香正气丸、保和丸、小儿奇应丸等。效果最好的是冬眠灵,小剂量即有很好的止吐作用,尤其是喂药时容易呕吐的小儿,先服冬眠灵 1/4 片,然后再喂药,常可止吐。

中成药里,保和丸效果较好,尤其适用于有湿滞的胃肠疾病,藿香正气丸次之。小儿多有因胃热吐者,可用小儿奇应丸,也可用中药竹茹 6 克煎水服。

3.5.2 止泻药

复方樟脑酊是一种很好的止泻药,用于较严重的上吐下泻,口服 0.5～1.0 毫升,吐泻立止。片剂有鞣酸蛋白、次碳酸铋、活性炭。这些药物用于肠炎腹泻效果都很好,可惜现时常缺。

对于较轻的腹泻,可用保和丸,以蜡丸为好;或用中药石榴皮、肉豆蔻各 6 克,加米少许煮粥内服,也能止泻。

3.6 维生素类

3.6.1 维生素 B_1

维生素 B_1 用于末梢神经炎、胃肠功能减弱、肠蠕动减慢者，对于因血管壁致密性低而有血管神经性水肿者，维生素 B_1 也能起作用。

3.6.2 维生素 B_2

维生素 B_2 亦称核黄素，蛋黄中含量较多，缺乏时多有口腔溃疡，称为核黄素缺乏症，补充维生素 B_2 可纠正。

3.6.3 维生素 C

维生素 C 亦称抗坏血酸。缺乏时，血管脆性增加而易破裂，发生鼻出血、牙龈出血等，可口服维生素 C 补充。水果、蔬菜中富含维生素 C。此外，维生素 C 是一较强的氧化还原剂，可起解毒作用。

3.6.4 维生素 B_{12}

维生素 B_{12} 是造血的原料之一，缺乏时可引起贫血，适用于各种贫血症。

3.6.5 烟酰胺

烟酰胺亦称维生素 PP、维生素 B_5，与烟酸属同一类药。烟酰胺的作用很广泛，适用于各种皮肤病。因它有很好的扩张毛细血管作用,用于疏通微循环、滋润皮肤和组织都有很好的作用。服药后有脸红、头皮蚁爬感的反应。

3.6.6 维生素 AD

维生素 AD 主要有三种作用:①合成视紫红质,这是弱光感应物质,缺乏时在光线弱时感光不能,称夜盲症。②能保持上皮细胞的完整性,缺乏时,上皮细胞易发生脱落,在泌尿系统则易引起结石。因此,在排石后补充维生素 AD,可以保护上皮细胞的完整性,预防结石再发。③促进钙质吸收,维生素 D 缺乏时,可发生因缺钙而引起的佝偻病。此时维生素 D 是治疗佝偻病的主要药物。

3.7 治疗痛症的药物

这里所说的痛症是指骨、关节、肌肉、肌腱的非菌性炎症所引起的疼痛,属于运动系疾病。

3.7.1 抗风湿灵

抗风湿灵是风湿类疾病的抗炎药,能消炎、消肿、止痛,作用效果较好,由于现时常缺药,可以用中药制剂风湿灵片剂和针剂代替,效果也不错。抗风湿灵用于关节炎、肌肉、肌腱的炎症及损伤,或损伤后的非菌性炎症等;也可用于自身免疫性疾病肾炎的治疗,但要注意联合用药,单用者效果难以评价。

3.7.2 强筋松

强筋松是运动系统非菌性炎症和损伤的治疗用药,能松弛肌肉和肌腱,在联合用药的基础上,使肌肉、肌腱得以充分休息而利于恢复,单用者效果也不很理想。

3.7.3 保泰松

保泰松消炎、抗风湿作用较强,用于治疗风湿和类风湿关节炎,不良反应有轻度胃肠道反应,如恶心等。

3.7.4 双氯灭痛

双氯灭痛用于治疗风湿、类风湿关节炎和肌肉与肌腱的劳伤性炎症,也能协助抗生素以增强消炎、消肿及解热的作用,其作用类似强的松,但稍差。

3.7.5 炎痛喜康

炎痛喜康是一新型的消炎镇痛药,药效迅速而持久,每日服1次即能维持24小时,而且不良反应小,不会在体内蓄积。

3.7.6 强的松

激素类药,用于细菌性炎症可增强白细胞的吞噬功能,加快炎症的消除,用于非菌性炎症,能降低细胞膜通透性,加速炎症的吸收与消退,效果较好。对免疫系统的作用是:小剂量增强免疫,大剂量则抑制免疫。

风湿灵、强筋松、保泰松、双氯灭痛、炎痛喜康、强的松这六种药物联合应用,是本书提出的一种治疗方法,用于非菌性炎症和自身免疫性疾病肾炎的治疗效果佳,详见后述。

3.8 中成药

3.8.1 知柏地黄丸

中成药六味地黄丸、杞菊地黄丸、知柏地黄丸都是同一类的滋阴药。效果以知柏地黄丸最强，杞菊地黄丸次之，六味地黄丸最弱。用于口干，特别是夜间口干，午后潮热，夜间出汗、耳鸣等阴虚之症。在实际应用中，很多疾病都伴有热症或夜间口干等阴虚之虚火症，加用知柏地黄丸有很好的协同治疗作用。热症或虚火明显的，宜用量大些，症轻的用量小些，通过这样的调节使用，知柏地黄丸可以取代杞菊地黄丸和六味地黄丸，长期间断服用。

3.8.2 龙胆泻肝丸

对肝火盛、肝胆胃有热的实证，以及口苦、脾气暴躁、睡眠不宁、梦多心烦者都适用龙胆泻肝丸，症重的用量可加倍，用药有效之后即应停药，不宜长期服。

3.8.3 辛夷花鼻炎丸

辛夷花鼻炎丸有芳香通窍解表的作用，适用于慢性鼻炎、鼻窦炎。起始时用量宜大些，有效后减量维持，较重症者需使用中药煎剂，详见"鼻炎"相关章节。

3.8.4 保和丸

保和丸用于胸腹胀闷、头昏乏力、欲吐、大便烂或腹泻等胃肠有湿有滞之症。蜡丸效果最好,浓缩丸则应加倍用量。

3.8.5 壮腰健肾丸

壮腰健肾丸用于头昏乏力、畏寒、腰酸腰痛、耳鸣等肾阳虚证。轻症者可睡前服 60 丸,服药效果不明显或症重者,宜用中药煎服。

3.8.6 香砂胃丸

香砂胃丸适用于腹胀、畏冷饮的虚寒型胃病。

3.9 其他药物

3.9.1 烟酸肌醇酯

烟酸肌醇酯能疏通血管,清除血管壁的胆固醇沉积,降低血脂,因而能预防和治疗血管硬化,适用于冠心病的预防和高脂血症的治疗,有体内"清道夫"的作用。其通过疏通血管治疗早期高血压有较好疗效。

3.9.2 甲状腺素

调节基础代谢的激素,用于甲状腺功能失调的治疗。

3.9.3 他巴唑

抑制甲状腺素的合成,用于甲状腺功能亢进,不良反应比其他同类药小。

第 3 章　常用药物

3.10　对百炎净的评价

百炎净，又名复方新诺明、磺胺甲基异恶唑。是一种抑菌药，与青霉素等杀菌剂不同。青霉素直接杀灭病原菌，百炎净则是通过抑制细菌的生长繁殖而达到抗菌的目的。因而，通常用于轻至中度的感染。

百炎净为广谱抗生素，经过 20 多年的临床使用观察，百炎净不仅对多种细菌感染如咽炎、扁桃腺炎、中耳炎、支气管炎及皮肤化脓性炎症有效，而且对病毒感染如感冒、腮腺炎、红眼病、病毒性疱疹等亦有效。

值得注意的是，百炎净若单用仍不太理想，如果与小量强的松或双氯灭痛合用，效果就明显加强。在抗炎治疗中有效率达 70% 以上，但如使用头孢类、红霉素类、环丙沙星类则效果没那么好，说明百炎净的使用效果是好的，而且价廉，不良反应较少，这些都是优点。

但它也有令人难堪的一面，就是过敏反应。以前，过敏反应都较轻，仅表现为皮肤或唇周的褐色皮疹，停药 1~2 周则自行消退，无须处理。然而近年却频频出现在口腔和生殖器等部位，而且多数出现水疱，有痛感，以致影响生活和工作。在医患关系紧张的年代，有人把过敏反应的责任全推向医生，甚至将其当成医疗事故要求赔偿，这是令人遗憾的事。

一般的过敏，口服烟酰胺、维生素 B_1、维生素 C、双氯灭痛、扑尔敏、喝些糖水等，可以很快好转。出现水疱的过敏反应，多是因为患者体内热重，以致反应剧烈。在处理时，除用上述方法外，还须加用中药才能加快治愈。可用如下方剂：栀子12克、牡丹皮12克、黄柏9克、木通12克、芦根15克、竹叶12克、石膏30克、生地黄15克、蜂房9克、甘草6克，水煎服连续两天。水疱可用明矾10克加水50毫升溶解后外搽，起收敛作用。

因此，使用百炎净必须详细了解药敏史，内热较重时先用中药清热降火，然后再用药，这样可避免严重反应并能增强疗效。

3.11 小儿身高体重计算法

身高：年龄×5＋75＝身高（厘米）。

体重：年龄×2＋7＝体重（千克）。

第4章 炎　　症

4.1　概　　述

炎症是人类疾病中最重要的部分，也是患病率最高的部分。人类疾病，主要分为如下五个方面。

4.1.1　微生物的侵犯

在古时，由于肉眼不能看到微细的物体，不知道微生物的存在并且能使人发病，因此，把这类疾病称为病邪、瘴气、金疮、痈疽。金疮就是枪刀伤之后感染，痈疽就是皮肤的细菌感染。比如楚汉争霸时的谋士范增，后来发背痈而死，这背痈就是细菌感染。当细菌数量多了，侵入血液出现毒血症时就能致死。

发明了显微镜之后，人们知道了微生物界的存在，并且能区分出大多数致病的病原微生物，它们就是人类大多数炎症疾病和流行传染病的根本原因。

这些微生物自人类出现时就开始侵袭人类，它们通过皮肤的破损、呼吸道的吸入和消化道的食入而引起人类疾病。这类疾病种类多、数目广，占人类疾病的大部分，它们的共同特点就是炎症。根据微生物各自喜好侵犯的部位不同而产生各种各样的炎症，如肺炎、肝炎、肾炎、脑炎等。

在发现抗生素之前，病原微生物是人类生命的最大威胁。

众所周知，人类历史实际上就是战争史和与大自然的斗争史。皮肤的外伤是最普遍的，但小小的外伤一旦受微生物侵犯，就极易导致丧命。自从发现抗生素之后，这类死亡就大大减少了。但是，一旦抗菌、消毒做得不好，仍然可能出问题。

4.1.2 器官衰弱引致的疾病

人在 50 岁前，体质基本上都较好，较少发生病痛；50 岁之后，身体进入衰老阶段，内脏器官的衰退会引发出一系列疾病，如冠心病、动脉硬化症、高血压、脑血管意外、骨关节肌肉疾病、肺气肿、老年痴呆等。人到老年时这类疾病基本上都可能发生，对于懂得养生的人，或会发得迟、发得少甚至不发；不懂养生的人必然发得早、发得多，损寿。

4.1.3 遗传疾病

以前，关于遗传疾病，医学界只限于血友病等少数疾病。实际上，遗传是一个很重要而且值得探讨的问题。可以这样说，人体各种细胞状况都有信息存入染色体中，当这些信息建立之后，便会遗传给下一代。

比如说，一个人患有胃病、痔疮等，如果这些病患了一段时间而未治好，孕育下一代时就可能会把这些信息一并遗传给下一代。在诊病时如果询问家族史，就会发现有这种情况存在。相反，有些有家族史的没有遗传给下一代，是否可能是经过有效治疗好转了，一段时间之后，因信息"删除"而不发生遗传呢？这是一个值得探讨的问题。笔者认为，这是有可能的。

4.1.4 理化因素所致的疾病

环境因素如高温、低温、高原、潜水、污水等，理化因

第 4 章 炎 症

素如放射线、光、电、化学物质、重金属等,都可以致人生病。

4.1.5 不明原因的疾病

目前科学的发展已达到很高的程度,然而对于某些疾病仍未能探明原因。这类疾病以肿瘤为主,尤其是恶性肿瘤,因原因未明而不易防治。

4.2 炎症的成因

首先,我们要肯定一点:炎症是某一器官在发生炎症反应。比如:急性扁桃腺炎,这是细菌侵入口腔扁桃腺而引起的;肩周炎,是发生在肩关节周围组织的炎症,但它不是由细菌引起的。

因此,对于炎症的成因,我们把它归纳成两大类:一类是由原虫、细菌、支原体、病毒等微生物引起的,称为病原微生物所致的炎症,简单一点,本书通称为菌性炎症;另一类不是由致病微生物引起的,则可称为非菌性炎症。

4.2.1 菌性炎症

微观世界里,有数不清的微生物,必须用显微镜或电子显微镜,放大数十倍甚至数十万倍才能看得清楚。这些微生物中有很多对人类是有益的,比如用于发酵工艺的酵母菌;有相当部分对人类是有害的,主要是引起疾病。它们主要有如下这些:

(1) 原虫。原虫是较大的单细胞生物,如疟原虫会引起疟疾,在热带地区多见;阿米巴原虫会引起阿米巴痢疾和肝脓肿。

(2)螺旋体。钩端螺旋体可引起以高热、出血为主症的急性传染病,梅毒螺旋体可引起性病中的慢性传染病。

(3)细菌。细菌在致病微生物中是一大类,有着各种各样的形态,引起各种各样的疾病,比较常见的有:

1)链球菌、葡萄球菌:引起人体各个部位的化脓感染,如皮肤痈疮、急性扁桃腺炎、气管炎、肾盂肾炎等,是最常见的化脓菌;此外,还有肺炎双球菌引起肺炎,脑膜炎双球菌引起流行性脑脊髓膜炎,淋病双球菌引起尿道炎,等等。

2)霍乱弧菌:引发霍乱流行,属烈性传染病,患病死亡率很高。从电影中可以看到,欧洲人对此病是十分恐惧的。在中国长江流域也曾暴发流行,据说是侵略者发动的细菌战,造成数十万人死亡。

3)破伤风杆菌:是一种厌氧菌,以芽孢的形式在缺氧的环境下生存,如水底、淤泥,在伤口小而深处易繁殖并释放外毒素,导致破伤风病。

4)结核杆菌:也叫抗酸杆菌,引起人体各部位的结核病,目前虽然有较好的治疗药物,但结核病的发生率仍然很高。

5)麻风杆菌:引起麻风病,主要侵犯神经系统,造成神经干的损伤,这类病在新中国成立前发生率很高,现在已经极少了。

6)大肠杆菌:普遍存在于自然界,是急性胃肠炎的常见致病菌,也是合格食用水的检验指标,每升水不得超过3个。

7)痢疾杆菌:和大肠杆菌同属沙门菌属,都是肠道致病菌,引起痢疾。

8)伤寒杆菌:引起伤寒病,民间俗称"大热症",容易

第4章 炎 症

并发肠出血和肠穿孔。

9）坏疽杆菌：在战争时期最易感染而引发肢体坏疽，通常必须截肢，致人残疾。

10）真菌：种类很多，其中有一类称癣菌，是引起各种皮肤癣病的致病菌。

此外，还有白喉杆菌、百日咳杆菌等，分别引发相应的疾病。

（4）支原体和衣原体。这是一类比细菌小、比病毒大的致病微生物，主要引发气管炎和尿道炎。

（5）病毒。病毒是微生物中体型最小的一种病原体，是一个大类，而且不断有新的变种出现。它的致病特点是传染快、发病快。虽然直接由病毒感染引起死亡的不算多，通常是合并其他感染而造成死亡，但是病毒的致病还是很严重的。在清朝初期，天花传染震惊世界；麻疹病毒一直是威胁儿童的一种病毒，使人好了疮疤忘不了痛；狂犬病则是病发难治的病毒感染性疾病；脊髓灰质炎病毒可引起小儿麻痹后遗症；乙型脑炎则是较凶险的一种病毒感染；肝炎病毒性肝炎则是20世纪传染病门诊的主客，它所引起的暴发型肝炎和亚急性黄色肝萎缩通常都是难以抢救的重症，病死率极高。目前，虽然肝炎少见了，但仍然不能放松警惕。感冒是人们较熟悉的病毒感染，现在感冒一般都不会致死，而且较易治疗。但在20世纪，感冒病毒曾发生过三次大规模流行，造成无数人死亡，而且感冒病毒很容易根据环境变异出新种，使人敏感而易于发病。据报道，截至目前，感冒病毒已有几十个亚型，而且，由于其抗原性不强，引起的免疫是短暂的，因此，有些小儿常患感冒就不奇怪了。同时，禽流感病毒、猪流感病毒这些以前不感染人类的病毒，现在已开始侵犯人类了。所以，感冒是较难预防的，它仍是引起人类疾病的首要病毒，由感冒引发其他病变而危害人体的情况很普遍。此外，还有很多种病毒感染导致的疾病，难以尽述，较常见的有水痘、带状疱疹、腮腺炎、红眼病等，多是引起传染流行的病毒感染。

以上列举的是菌性炎症，是由致病微生物直接引起的人类疾病，是人类疾病的主体，是炎症的第一个又是最主要的原因。

4.2.2 非菌性炎症

从名称可知，这类炎症并非由致病微生物引起。但也很常见，原因有二：一是变态反应性炎症，二是机械性炎症。

变态反应性炎症虽然不是直接由细菌引起，但也与细菌有关，它是因人体某些部位如扁桃腺炎、皮肤化脓病灶等感染了链球菌后产生抗体，这种抗体在杀伤外来病原体的同时，也杀伤自身正常组织细胞，因此发生炎症。这类炎症称为自身免疫性炎症，也叫变态反应性炎症，有些书上也把它称为胶原性疾病，主要有风湿热、肾炎、红斑狼疮等。这类病并非所有人都会发生，而只是发生在部分特异体质的人中。为什么会发生自身免疫反应呢？这个问题目前还没有答案。

机械性炎症是因力的作用而引起，比如较重的外力碰撞、扭挫等造成的损伤；或由于长期超负荷的劳动使肌肉、肌膜、肌腱、骨骼等组织慢性劳损，又得不到有效的保养而造成的损伤；或由于睡眠姿势不正确，部分肌肉处于紧张（用力）状态而感受风寒造成的肌肉炎症；或由于某些肌肉由静态转入动态时用力过猛，如弯腰拾物、打喷嚏、急走等，肌肉骤然用力过强而发生拉伤导致炎症；等等。

第4章 炎 症

4.3 炎症的病理生理过程

以一个发生在皮肤表面的脓疮为例：在不知不觉中皮肤出现了一个脓疮的时候，开始感觉微痛，接着皮肤局部发红变肿，同时身体有发热，有时会高热达 39 ℃以上。有寒战，痛越来越剧烈，肿也越来越明显。3 天左右，热退了，痛也逐渐减轻。肿的部位初时是坚实的，到此时开始软化，触之似波动感。皮肤由初时的红色渐变淡白，最后见黄色，接着皮肤溃破，流出大量脓液；最后伤口愈合，留下瘢痕。这就是一个细菌性的炎症发展过程。炎症由细菌侵入皮肤开始，血液里的白细胞会向细菌入侵的部位聚集，包围吞噬细菌。如果细菌数量不多，就会被消灭而不发生炎症。如果细菌数量多，则在被侵组织中繁殖，此时由于白细胞的浸润包围反应而出现硬结并有痛感，细菌继续繁殖并释放出毒素。细菌中的球菌释放外毒素，即细菌边生长边释放毒素；杆菌释放内毒素，即菌体死亡裂解之后才释放的毒素。毒素就是引起寒战发热的物质，并且能使人体细胞中毒，发生变性、肿胀、坏死，后来液化成脓。最后，如果细菌不能得到控制，即炎症未得到有效治疗，则细菌会向其他部位扩散，引起更广泛的病变而出现危险；如果细菌能够得到有效控制，则细菌会逐渐被消灭，毒素逐渐被中和、排出。坏死组织则由肉芽填充修复，成为瘢痕。

在整个炎症过程中，细菌是最主要的，炎症的轻重程度取决于细菌的数量和毒素的强弱。一般来说，外毒素的作用比内毒素弱。此外，细菌、毒素、白细胞、组织细胞相互作用形成的炎症结节则决定了症状的轻重缓急。炎症结节不清除，症状就始终存在。

在受到细菌入侵的同时，人体的抗体系统（主要是淋巴组织）会产生抗体。抗体的量和作用时间视病原体的抗原性强弱而不同。凡致病微生物基本上都有抗原性。通常，球菌的抗原性不强，由此产生的抗体作用时间也不长，因此可以反复发生这类感染；杆菌和某些病毒的抗原性强，由此产生的抗体作用时间也长，比如麻疹病毒、脊髓灰质炎病毒等的抗体可终生相随。伤寒杆菌、破伤风杆菌的抗体可持久存在，换句话说，当感染过这些致病微生物或接种过疫苗之后，一般很少再发生相应的疾病。

抗体可以抑制细菌和病毒的活性，最终杀灭细菌，也可以中和毒素使组织细胞减少损害。但是，抗体的产生不像白细胞聚集那样迅速，通常要一到两周后才能产生。因此，在此之前的感染状况，人体处于相对被动的状态，此时期的治疗甚为关键。

炎症的基本病理过程即红、肿、热、痛、功能障碍，最后结局是坏死和修复。无论炎症发生在人体任何部位，病理过程都基本如此。只不过是发生在内脏时，肉眼看不到罢了。但是，炎症的发生部位是依据病原体的特性决定的，病原体种类很多，却不是随意侵犯人体的。所以，中医有句名言："正气内存，邪不相干。"而且，病原体都有严格的嗜异性，即对特定部位的嗜好。比如，流感病毒侵犯上呼吸道，带状疱疹病毒只侵犯皮肤，伤寒杆菌侵犯肠道，疟原虫只寄生于血液红细胞中，麻风杆菌只侵犯神经，结核杆菌则全身均可侵犯，等等。因此会有各种各样的炎症。

第4章 炎　症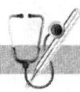

4.4　病原体的侵入途径

并不是所有的病原体、接触到人体就会侵入而致病，它们必须有一个合适的途径，并且要有相应的数量，还要看人体抵抗力如何，才能决定发病与否，并且各种病原体都有它们喜欢侵入的部位，因而需要有不同的途径。主要的侵入途径有：

4.4.1　皮肤

皮肤是人体的第一道天然防线。一般有了完整的皮肤，很多病原体就不能侵入。当皮肤破损后，几乎一切病原体都可以乘虚而入。但有些病原体也可以通过正常皮肤侵入人体，比如钩虫、血吸虫、螨、疥虫、钩端螺旋体等，它们都能通过正常皮肤侵入人体，只要接触到这些病原体，任何人都可能发病。

4.4.2　黏膜

人体有黏膜的部位有眼、鼻腔、口腔、生殖器官等。沙眼病毒、红眼病毒、淋球菌、梅毒螺旋体、支原体、艾滋病病毒等可通过黏膜侵入人体。

4.4.3　空气

即通过呼吸道吸入。流感病毒、结核杆菌等病原体可通过呼吸侵入人体呼吸道致病。

4.4.4 食物

即通过消化道食入。大肠杆菌、痢疾杆菌、伤寒杆菌、肝炎病毒等病原体可通过受污染的食物,以及不良的饮食卫生习惯而侵入人体。生食(如食鱼生)或食用未经煮透的食物(如带有囊虫的猪牛肉等)可引发肝吸虫病和囊虫病。

4.4.5 血液

通过蚊虫叮咬、不洁输血、注射等,可导致一些疾病,如疟疾、丝虫病、脑炎、肝炎、艾滋病。

4.5 炎症的临床表现

炎症分为菌性炎症和非菌性炎症,它们的临床表现有所不同。菌性炎症又分细菌(包括支原体)和病毒感染两大类,它们有各自的特点。

不论发生在何部位的炎症,都有基本的共同症状:红、肿、热、痛、功能障碍。产生这些症状的基本原因是炎症结节,或称病灶。

4.5.1 红

是指局部充血,是炎症的早期表现,这是人体对感染的反应。感染部位的毛细血管扩张后通透性增加,便于白细胞渗透至病灶周围起防御作用,因此肉眼可见炎症部位出现红色,这是充血现象。

第4章 炎 症

4.5.2 肿

经过充血、白细胞浸润,组织细胞受细菌毒素的作用,发生变性、肿胀的病理反应,因此,局部出现肿块、硬结。此时,由于组织与细菌处在胶着的"战争"状态,肿胀淤塞,代谢物和"战争"产物不能排入血液运走,导致肿胀逐渐加重。

4.5.3 热

热有两方面的含义:一是局部因充血、代谢产物淤积产热,手感局部温度升高;二是毒素的作用和身体的反应,使体温升高。通常都有急骤发热、体温在 38 ℃以上并伴有寒战,寒战多见于释放外毒素的球菌感染,这类感染多表现为弛张热型,即一日之中体温波动在 2 ℃以上。释放内毒素的感染较少发生寒战,热型多表现为稽留热,即体温逐渐上升,持续高热达 39 ℃以上,然后逐渐下降,这类热型以伤寒病最典型。

4.5.4 痛

从早期细菌入侵时即有疼痛;至炎症结节、肿胀时,由于压力对神经末梢的刺激,疼痛越来越明显、越来越剧烈;至坏死、化脓时,则可能因神经末梢也有坏死,所以痛的程度逐渐缓解,或经过有效治疗,肿胀减轻而缓解。

4.5.5 功能障碍

发生在运动系统的炎症,通常因痛而不愿活动或不能运动;发生在咽喉的炎症,因痛而吞咽困难,小孩因痛不敢吞咽而流口水;发生在内脏的炎症,如脑炎则有意识障碍;肺炎、肺结核等可有呼吸困难;发生在肠胃的可有食欲减退、呕吐腹泻等症状；发生在泌尿系统的炎症，有尿少、肾功能衰竭等。

4.5.6 炎症的扩散现象

菌性炎症如果发生在皮肤或黏膜表面，很容易受挤压而发生扩散。例如，有个小孩背部皮肤有一个小疖疮，家长给他挤压，之后出现寒战高热的败血症；又一位患者鼻部三角区原先的小疮经挤压后，整个脸部都肿起来了；再一个患扁桃腺炎的11岁女孩，经挤压后最终并发毒血症死亡；战场上的伤兵，本来皮表的外伤并不严重，但因来不及处理伤口或拖延了治疗时间，最后死于感染或因感染而截去肢体的也有不少。这些都是炎症的扩散现象。挤压固然促成了扩散，但即使没有挤压，当炎症发展到一定程度时，细菌也会进入血流而到达各部位引起新的炎症。

4.5.7 支原体炎症

这类炎症多发生在泌尿系统和呼吸系统，泌尿系统的表现为尿道有白色脓液溢出，排尿有痛感；呼吸系统的表现为咳嗽、胸痛、咯白色浓痰。这类炎症甚少发热，但病程较长，治疗期也长。

4.5.8 病毒性炎症

医学界普遍认为病毒感染比细菌感染轻，愈后较好。这可能是病毒感染较少引起化脓和坏死，因此少有瘢痕之故。事实上，除了肝炎病毒所致的暴发重型肝炎和亚急性黄色肝萎缩引起大片肝组织坏死，乙型脑炎引起大脑灰质皮层点状坏死后出现瘢痕而产生癫痫后遗症，小儿麻痹症的脊髓前角点状坏死造成后遗症之外，其他大部分的病毒感染都很少造

第4章 炎 症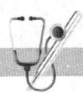

成坏死和化脓，因此说病毒感染较细菌轻。

病毒感染通常以浆液性漏出为主，例如：红眼病的流泪，感冒的流鼻水，皮肤黏膜的疱疹、起水疱，病毒性脑膜炎的脑积液增多等，均表现为浆液漏出性炎症。这与细菌感染的渗出不同，细菌性的炎症渗出，通常液体中含有细菌、细胞和蛋白质、电解质等，因而混浊、黏稠。而病毒性的漏出液是澄清、透明、稀薄的，除含有病毒外，其他成分少，因此称为漏出而不是渗出，是浆液而不是黏液。这是许多病毒感染的共同点。

本来，浆液性的漏出对生命并无危害，有人观察到感冒初期的流鼻水，20分钟内从鼻甲漏出的鼻水有15毫升。然而，口服百炎净、强的松和扑尔敏之后，仅15分钟，鼻水和喷嚏就基本停止了。

但是，2003年发生的"非典"就不是那么回事了。"非典"是由病毒引起的，此病毒不选择鼻甲而选择肺脏致病。据当时的部分尸检报告：肺部并无坏死发生。那么，患者从发病到死亡，最快的只有6个小时，是什么原因呢？只有一种解释能说明问题：肺脏大量的浆液漏出。根据经验，感冒通常也是几个小时内便有大量鼻水，不到指头大的鼻甲能漏出这么多液体，而展开之后达90平方米的两肺，又会有多少液体呢？无疑，这等于溺水，后果是极严重的。笔者认为，与其将此病命名为"非典"，倒不如称之为"肺感冒"更确切。因为非典型肺炎以前在内科也有，是指不按规律发病的少数肺炎病例，是由细菌引起的，性质、发病经过、后果完全不同。"非典"仅在2003年一掠人间，以后还会不会再来，这很难说。但人类却不能白受此祸，必须将其载入史册，并研究对策，以防止其再来。

病毒性炎症除了浆液漏出是主要表现之外，其他的表现都较细菌性炎症轻，发热大约占半数，疼痛程度也较轻，功能障碍不很明显。除少数可产生后遗症外，大多预后较好。

4.5.9 非菌性炎症

这类炎症包括变态反应性炎症和机械性炎症两大类。

（1）变态反应性炎症又称自身免疫性炎症或胶原性疾病，这类炎症比机械性炎症要重，主要有以下两种。

1）风湿热。包括游走性关节炎、风湿性心脏病。前者表现为大的关节如肘、肩、髋、踝等关节的红、肿、热、痛、功能障碍。疼痛呈游走性，即一个关节痛过后转移到另一个关节。血液的检查有抗"O"阳性、血沉加快等发现。风湿性心脏病则通过听诊可发现心脏杂音。

2）肾炎。包括急性和慢性肾小球肾炎，及后期的肾功能衰竭。因为肾脏结构特殊，红、肿、热、痛的症状表现不明显，而表现为尿少、浮肿、高血压、蛋白尿、管型尿，这些也是功能障碍的表现。到后期尿毒症时，就是严重的肾功能障碍。

（2）机械性炎症。这类炎症较轻，以肿痛和功能障碍为主，最明显的特点是活动时痛，静止时则不痛或微痛；或有肌肉发硬（肿）感觉；时间长的则有局部硬实的肿痛，压之有痛感，用力时痛明显。少有发红发热，一般不会有坏死。

这类炎症包括腰肌劳损、肌腱劳损如拇指伸肌腱炎、网球肘、颈肌炎、落枕、肋间肌炎、肋间神经痛、坐骨肌炎、关节滑囊炎及各种扭挫伤等多种病症。

第4章 炎 症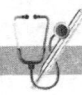

4.6 炎症的诊断

根据发热、寒战、全身乏力、疼痛、血象白细胞数升高的特征，基本上可以诊断为炎症。发生在皮肤表面以及眼、耳、鼻、口腔等部位的炎症，根据肉眼所见，容易确定诊断。发生在体内的炎症需根据各个系统的特殊表现，如呼吸系统的咳嗽、呼吸困难、肺部检查体征等，消化系统的腹痛特点、呕吐物、大便状况等，脑脊髓系统的神智、感觉和运动、脑脊液检查等，运动系统的肌肉、关节状况及X线照片等，泌尿系统的浮肿、排尿状况及尿检查等来诊断。一般诊断也不会太难。

但有时病情复杂，还需借助细菌培养、血液生化检验、特殊仪器检查等才能明确诊断。各种检查仍未能明确诊断者，可以作诊断性治疗。即根据目前所知情况，大致判断疾病，使用对症药物，观察效果。如有效，则说明诊断是对的；如无效，则再做进一步研究。

实际上，诊断性治疗用得最多。即使在有条件的医院，往往也是检查与治疗同步进行，不可能等结果出来再进行治疗。这是因为：①人类疾病的诊断与治疗都是有经验积累和有文献记载的，用药是有一定依据的。②致病微生物所致的炎症往往是早用药就能早得到主动，越迟则越不利。检查只是为了确诊，治疗才是目的。③处在第一线的医疗机构大多设备不完善，难以等到确诊后才治疗。

诊断性治疗的最大缺点是有时治好了病而不能确诊，这对医疗事业的发展是不利的。

39

4.7 炎症的治疗

炎症的治疗主要是针对炎症结节即病灶使用消炎药。非菌性炎症单用消炎药即可有效。消炎药的作用是消除病灶的水肿，维持正常的组织通透性、调节病灶部位的血流，使肿胀的炎症结节消除而达到治疗效果。但对菌性炎症，单用这种方法是无效的，必须使用抗生素，抗菌是第一目标，只有把病菌消灭了，炎症才能好转。但抗菌与消炎是两个不同的方面，只抗菌不消炎也能好转，但好转慢，有时感觉没有好转；只消炎不抗菌，则根本无效；若两方面结合使用，则好转快。抗生素的选择使用方法如下。

（1）对葡萄球菌、链球菌、肺炎双球菌、淋病双球菌等引起的各种化脓性感染如扁桃腺炎、急性咽炎、气管炎、肺炎、泌尿系统感染等，选用青霉素和头孢类抗生素。

（2）对螺旋体引起的钩端螺旋体病和梅毒选用青霉素或头孢类抗生素。

（3）对脑膜炎双球菌引起的脑膜炎，首选磺胺嘧啶。因它能透过血脑屏障进入病灶部位产生抗菌作用，其他抗生素则难以透过血脑屏障，因而效果不理想。

（4）对伤寒杆菌引起的伤寒，首选氯霉素或合霉素，但用量不宜过大，而且以口服最好。因为用量过大，短时内伤寒杆菌大量死亡，反而会释放出大量内毒素，使病情加重。针剂较易发生骨髓抑制的毒性反应。

（5）肠道感染选用呋喃唑酮（痢特灵）和磺胺脒合用，这类药物吸收少，适当加大用量可得到更好效果。

第4章 炎 症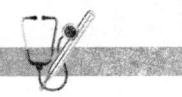

(6) 结核杆菌所致的各种结核病，以前是首选链霉素，但链霉素对听神经的毒性大，有些病例尤其是小儿，一次稍大剂量注射就会造成永久性听神经损害，造成不可恢复的神经性耳聋。所以，应首选利福平和异烟肼（雷米封）合用，这是治疗结核较有效的方法，起效快（1～2周），疗程短（约4个月），基本上无不良反应。

(7) 破伤风和白喉选择破伤风抗毒素和白喉类毒素，其他抗生素效果不理想。

(8) 支原体、衣原体所致的气管炎和尿道炎，首选红霉素，效果肯定，药量可偏大些，疗程要长些（6天以上），有些文献介绍需用药1个月以上。

(9) 病毒感染，现时的抗病毒药有阿昔洛韦、聚肌胞、吗啉呱、板蓝根等，但实际效果都不够理想。利福平也有抗病毒作用，有效率大约能达到50%，百炎净在理论上无提及有抗病毒作用，但实际使用有效率却能达到70%，而且对多种病毒感染如单纯疱疹、带状疱疹、腮腺炎、水痘、感冒、结膜炎等都有效，不少病例一次用药即明显有效。此外，穿心莲针剂也有较好效果。

如果细菌感染较重，如高热症状明显，充血、肿胀较明显，则宜采用静脉给药，效果来得快；一般感染不太重的口服即可。

根据实践经验，对菌性炎症和非菌性炎症的治疗，本文提出一组较有效的方法供参考。

(1) 菌性炎症。菌性炎症采取抗菌与消炎并用的方法，百炎净加强的松口服。

1) 百炎净。是一广谱抗生素，对病毒也较有效。实践中，对各种细菌感染或病毒感染者，百炎净比其他抗生素疗效要好，配合强的松使用后，效果更好更快，很多时候一次用药即感觉明显有效。

  2）强的松。属激素类药，由肾上腺皮质分泌，正常的血液中保持有一定的量。它的作用主要是调节血糖、抗炎和调节免疫功能。抗炎作用是通过调节炎症部位的血管张力和通透性，使炎症结节很快消除，因此，起效较快。强的松的生理过程很复杂，它在血液中的浓度是早晨最高，午后到夜间最低，可以解释熬夜易患病。它能调节免疫力，增强白细胞对细菌的吞噬能力，因此正常时少量细菌入侵是不足以致病的，只有当细菌数量较多、超过了自身的抵抗力包括强的松的作用力之后才会致病。这一点相当于中医理论所说的"正气存内，邪不可干"。正气虚损（包括强的松水平下降），炎症感染就较易发生，所以，少量使用强的松（每日5～10毫克，即1～2片）能起到很好的消炎作用。在调节免疫力方面，小剂量使用它能增强免疫力，大剂量（每日30毫克以上）使用会抑制免疫力。因此，还可用来治疗自身免疫性疾病如风湿热、肾小球肾炎等。此外，强的松又能抑制瘢痕的形成和防止粘连，在一些损伤的病例如烧伤、带状疱疹之大水疱者，使用之后能防止瘢痕形成。曾有一例带状疱疹水疱大于1厘米者，经两个月治疗好转后遗留较多瘢痕，疼痛持续两年。但其他病例使用过强的松者，包括烧伤、化脓感染和带状疱疹者，都没有遗留瘢痕。

  不过，强的松只有消炎作用而无抗菌作用，不能单独使用，必须在充足有效抗生素使用的同时才能起辅助作用，而且用量宜小。另外它对胃有刺激，胃不好的人使用后会产生胃痛，有胃溃疡的人用后可产生胃出血。因此，有胃病者不宜用。因它能升高血糖，糖尿病者也不宜用。

  （2）非菌性炎症。这类炎症包括风湿及类风湿关节炎、肾炎、各种肌炎（颈肌炎、落枕、腰大肌劳损等）、肌腱炎、

第4章 炎 症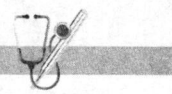

软组织损伤后产生的炎症等。治疗这类炎症不需使用抗生素，采用下列药物组合效果较好：针剂有风湿灵和地塞米松，片剂有风湿灵、双氯灭痛、保泰松、强筋松、炎痛喜康、强的松。具体用量和用法参照"常用药物剂量表"。

这一组药物治疗各种非菌性炎症，有效率在80%以上，最快显效的在2～4小时，用药两天有效的占50%，一般用药2～4天即可，如果感觉有余症未除的可每天服药1次（维持量），使用一段时间。

症状较重、较明显者，可采用注射针剂；轻症和症状不太重者口服即可。

用本法治疗肾炎也甚有效，详见"肾炎"章节。

4.8 抗菌和消炎的区别

以前，人们都把"抗菌"和"消炎"视为同一概念，医学书上也没有把它们明确地区分开来。

医生给病人看完病之后，常常是这样说的："不要紧，你的病只是××地方发炎了，并不严重，我给你开些消炎药就会好的。"这是一句医生很常用的话，笔者可从两个方面理解：一是安慰病人免却担心，配合治疗；二是把"抗菌"和"消炎"当做同一概念。包括很多高年资的医生，很自然地把抗生素当做消炎药来看待。

百炎净是人们较熟悉的一种药物。它的学名叫磺胺甲基异恶唑，为什么叫百炎净？因它是一种抗生素，而且是广谱抗生素，即是说对多种致病微生物都有作用，可以治疗很多种炎症，所以叫百炎净。其实这很明显是把"抗菌"和"消炎"当做同一概念了。

笔者以前也是把这两个概念等同起来的,也把消炎药当做抗生素。直到写这本书时才觉得有必要把它们区分开来。

首先,抗菌和消炎的目的是相同的,在微生物所引致的炎症中,抗菌是针对病因的治疗,细菌被杀灭了,炎症就会慢慢消退,发热也就会慢慢降下来,病情就会好转。从总体意义上说,抗菌也就是消炎。所以,把抗菌药当做消炎药是很自然的。以前有些资历不深的医生,不但把抗菌药当做消炎药,还把它们当做退热药,提出了"青霉素退热慢而稳,罗瓦尔精退热快而不稳"的见解。虽然这有点可笑,但他没有说错,只是他不明就里罢了。

在"炎症"这一章里,我们把炎症分为两大类,一类是由致病微生物引起的炎症,为解说方便,我们把它称作"菌性炎症";另一类是由其他原因引起的炎症,我们把它称为"非菌性炎症"。

菌性炎症是人类疾病的主体。已经知道:细菌有很多种类,侵犯人体的不同部位从而产生很多种炎症,比如扁桃腺炎、气管炎、肺炎、脑炎、肾盂肾炎、肝炎、肠炎等。

非菌性炎症也有很多,比如风湿热、肩周炎、肌炎、肌腱炎、骨膜炎等。

炎症的基本病理都是一样的,都是组织变性、肿胀、坏死、修复。细菌性炎症容易引起坏死,所以病死率高;非菌性炎症不会坏死,也不存在修复。

具体区别如下:

(1)菌性炎症必须使用抗生素,只有使用抗生素才能从根本上治疗并挽救生命。在未发现抗生素之前,一旦被细菌感染,就很容易导致死亡。譬如,追随孙中山的邓仲元将军被反动派暗杀,子弹只射穿了胃,并不是致命伤,但因为感

第4章 炎 症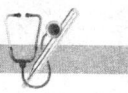

染性腹膜炎,没有抗生素而致命。假如当时有抗生素,他就不会失去生命。

(2)非菌性炎症只要使用消炎药就行了。比如风湿热,以前使用水杨酸类制剂和强的松,它们的作用只是消除炎症组织的变性、肿胀及调整血管通透性,使炎症得以消除,症状就好转,无须使用抗生素。

(3)炎症区是一个特殊的区域。炎症区内有肿胀、变性、细胞膜通透性或减低或增高。因此,局部的血流变缓慢,代谢产物散不出去,局部温度升高。炎症区域内有大量细菌,炎症组织形成包块。这时虽然使用了抗生素,对血液中的细菌能快速杀灭,但对炎症病灶里的细菌就不一定能全部杀灭。在这种情况下,只要拖延一些时日,细菌就会产生耐药性,即是说该抗生素已不灵了,这种情况在以前是很常见的。

(4)菌性炎症只使用抗生素而不使用消炎药,好转较慢。比如,以前治疗扁桃体炎,注射青霉素一般要3~5天才能治愈,但如果加用消炎药,一两天就好了。因为消炎药疏通了炎症病灶,使抗生素能顺利足量地进入炎症区域。只一两次用药就基本上能将细菌杀灭,剩下的就是身体自身也能对付。

抗生素有很多,我们以青霉素为代表,在药理学的记载里,只说明它是杀菌药,能够快速有效地杀灭细菌,但没有记载它是消炎药,能够清除病灶。所以,打个比方说,它相当于战争中野战军的作用,只担负作战,不负责打扫战场。

消炎药也有很多,比如强的松、双氯灭痛、抗炎松、风湿灵、消炎痛等,我们以强的松为代表,在药理学的记载里,只说明它是消炎药,能够调整细胞膜的通透性,因而能消除肿胀、疏通血液运输,能够快速消散炎症病灶。所以,它们相当于战争中的抢救伤员、打扫战场的地方军,负责环境的修复任务,而不负担主力作战。

所以，在菌性炎症疾病中，首先要使用的就是抗生素，而且选择要对，要有效。同时使用消炎药，这样，治疗效果就很快显现出来了。如果只用抗生素，虽然很快杀菌，但炎症病灶内的细菌能否如期杀灭还不知道，即使都杀灭了，炎症病灶还需要相当时间才能散除。症状是由于炎症病灶而产生的，因此也就感觉好转慢。反过来，只用消炎药不用抗生素，那是错误的。弄不好，还会使炎症扩散、加重病情。只有在使用了抗生素的前提下，以消炎药辅助治疗，才能得到预期效果。

这就是抗菌与消炎两个概念的不同之处。

第5章 疾病各论

5.1 感　冒

　　感冒是最常见的上呼吸道疾病，可以说人人都患过。感冒的致病原是流感病毒，它的抗原性不高，感染人体后所产生的抗体大约会持续两个月。但由于它的变型多，抗体只对某型产生作用，这叫做特异性，而且作用时间短，因此，感冒可以周而复始地多次发生在同一人身上。

　　流感病毒普遍存在于空气中，也存在于人的鼻腔里，一旦受凉，人的抵抗力稍有下降，便会发病。

　　症状是：全身疲乏或酸痛或发热，咽痛、鼻塞、打喷嚏、流清鼻水、咳嗽，重者常并发气管或支气管炎而致咳嗽加重且痰多。

　　让我们看一个病例：某男，40岁，发热1天，38.5℃，畏寒。全身乏力，头痛，鼻咽部干燥、痒痛，打喷嚏，流清涕，夜间口干，声重，咳嗽。检查：咽部充血（＋＋），扁桃体不肿大，鼻甲红肿，脉搏快，心肺正常。从症状体征上看，这是一例感冒，内热偏重，并且有阴虚（伤阴）之象。处理：先给予中药一剂，竹叶12克、石膏30克、栀子12克、牡丹皮12克、芦根15克、牛蒡子12克、木通12克、桑白皮15克、甘草6克。服中药后接着口服如下西药：百炎净2片、强的松1片、安乃近1片、甘草片3片、维生素C 2片、扑尔敏

1片，嘱多饮水。服药后 1 小时，热退，微出汗，体温降至 37 ℃，头痛缓解，全身觉轻松，喷嚏停止，已无流清涕。仍有鼻塞、咽干、轻微咽痛和咳嗽。至夜间再服上述西药 1 次，扑尔敏改为 2 片，另加知柏地黄丸 15 丸，嘱多饮水。次早起来，症状全部消失，自觉痊愈。

  解说：学界一向认为治疗感冒是没有特效药的，以前治疗感冒快则三四天，慢则七八天甚至半个月。中药分辛温解表和辛凉解表来治，效果也较慢。后来的实践发现，百炎净有抗病毒作用，而且对多种病毒感染如感冒、疱疹、水痘、红眼病、腮腺炎等都有效。但有两点要注意：一是热症较重时药效难以发挥，比如本例，因为热象偏重，因此先服一剂清火去热养阴的中药，使体内壅滞的热结散开，然后再用西药，很快能见效。不然，单用西药，很多时候效果是不太理想的甚至无效。二是百炎净是抗生素，对细胞和病毒起抑制作用，对炎症病灶的清除作用不大。在稍重些的炎症治疗中，如果单用百炎净和退热药，所起的作用只是扬汤止沸。但如果加入强的松和扑尔敏合用，则起釜底抽薪作用，使症状很快消除，这是因为抗菌和清除炎症病灶同时进行的原因。

  强的松对胃有刺激性，有胃病者不宜用，可用双氯灭痛代替；扑尔敏服后有嗜睡的副作用，睡前服 2 片问题不大，白天服 1 片不至于影响工作，驾驶者最好不用。

第 5 章 疾病各论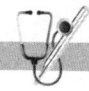

5.2 急性咽炎

根据病原体的不同分为细菌性和病毒性两种。细菌性多为葡萄球菌和链球菌感染。病毒性者则为未知型病毒感染。

两者的发病症状基本相似,都是发热、咽痛,其他伴随症状不多。发热可高达 39.5 ℃,甚至达 40.5 ℃,检查可见咽部充血或肿胀,其他检查发现较少。

两者的区别在于:细菌感染者咽部充血明显,重者可见肿胀,咽痛明显。症状体征与发热成正比,发热越重,症状也越重。病毒感染者则发热重,症状体征轻,检查咽部充血不是很明显,少见肿胀。

如果不经治疗,细菌感染可向更深处发展,引起其他部位感染或进入血流引起菌血症和败血症;病毒感染者则较少引发其他病症,但高热不易退,常可维持两周左右。

治疗:针对病因治疗,抗生素可使用青霉素(口服片剂即可,必要时采用注射剂)、先锋霉素、利福平和百炎净;抗病毒药物可用穿心莲针肌注和口服百炎净或利福平、吗啉呱等。

退热:口服安乃近片,多饮水,一般可退热。如不退则加服新雪丹。这种方法一般用于中度以下发热,如高热或有抽搐者,在使用抗生素的前提下,加用少量强的松(半片至1片),并加用冬眠灵片(1/4~1/2片),服药后多饮水。此法退热通常有效。

如果有咳嗽的,加用复方甘草片,维生素类可补加维生素 C。

有些病例热症较重的,如面红目赤、躁烦、口干、大便结、尿少而黄者,需加用中药,这也是治疗中很重要的。有不少兼有以上热症的病例,如果单用西药是无效或效果不明显的,加用中药效果就不同了,但是单用中药效果也不一定好。

处方:竹叶 12 克、灯心花 10 扎、石膏 30 克、黄柏 9 克、牡丹皮 12 克、牛蒡子 12 克、通草 6 克、栀子 12 克、甘草 6 克、芦根 15 克。水两碗半煎成半碗内服,小儿适当减量。

5.3 急性化脓性扁桃腺炎

人体口腔结构见图 5-1。

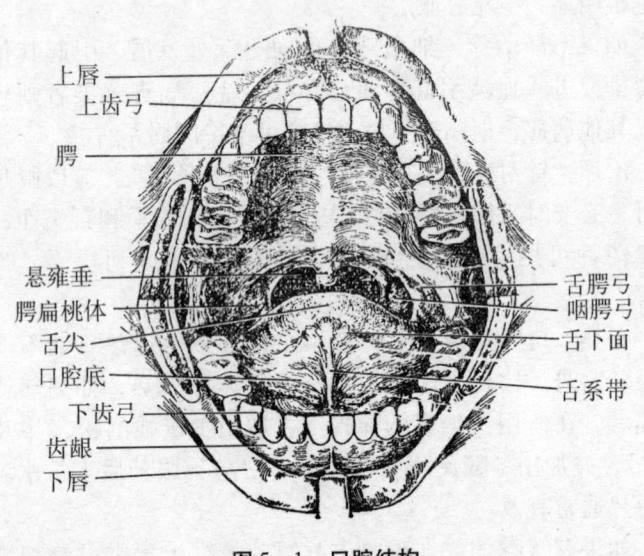

图 5-1 口腔结构

注:图片引自《医用人体学》。

第5章 疾病各论

　　这是一常见病，多发生在 2～50 岁。男女均可发病，通常发病较急，初起病即发热，体温迅速上升到 39～40 ℃，咽痛明显，伴随发热的全身症状如头痛、周身疲劳等。检查可见咽部充血明显，两侧扁桃体肿并可见黄白色脓点。依此诊断不难。下面以病例来作解说：

　　患者肖某，男，42 岁，广州近郊陈田村村民。发热 3 天，体温 38.5～39.5 ℃，伴头痛、全身疲乏，间有畏寒，咽痛明显，吞咽困难，无咳嗽。在本地诊断为扁桃腺炎，因治疗未见好转而来诊。

　　检查：一般情况尚好，咽部充血（+++），两侧扁桃体肿大（++），并可见多个黄白色脓点。淋巴结无肿大，心率 110 次/分钟，律整无杂音，双肺正常，腹部正常，体温 39.5 ℃。诊断为急性化脓性扁桃腺炎，当即用药：5% 葡萄糖盐水 250 mL + 林可霉素 1.2 g + 地塞米松 10 mg，静脉滴注。口服百炎净片、强的松片、利福平、维生素 C、菠萝酶、安乃近片，嘱服药后多饮水。第二天复诊，发热已退，头痛、乏力等症消失，咽痛明显好转，已能进食，检查见咽充血（+），扁桃体肿大（+），脓点消失，继续滴注 1 次，服药 1 天而愈。

　　解说：这是一例典型的化脓性扁桃腺炎，已化脓。咽充血明显，说明是细菌感染，黄色脓点说明是由金黄色葡萄球菌引起的，这是临床经验，无须再做检查化验。炎症病灶是肿大的扁桃体。为什么初期治疗效果不明显？这就是抗菌药和消炎药的使用配合问题了。本例感染较重，已到化脓阶段（第三天），在抗生素使用的基础上，加用消炎药强的松，效果就很明显表现出来了。以前治疗这类病，只用抗菌药不用消炎药，通常要 3～5 天才能见效。抗生素中首选青霉素，此外，先锋霉素、林可霉素都有效。

因为采用了滴注,效果更好些;如果不采用滴注只用口服药,那要早期治疗在未出现化脓时用药才有效。但需加中药,这样才能更有效,处方见前节"急性咽炎"方。

急性扁桃腺炎本身并不算严重疾病,通常经过恰当治疗能够很快好转。但如果处理不善,也会危及生命。1975年,广州花县(今花都)曾有一例11岁女孩患此症,其父不谙事体,看见两侧扁桃体肿至中线,以为会堵住咽喉,于是用手指挤压两侧扁桃体,结果造成感染扩散。细菌经过挤压后进入血流,转化为毒血症,高热41℃,送到医院时已不能救治。这是一个处理不当的惨痛教训,类似的事例也发生过不少。由此得出一个常识:对于红肿的感染病灶,不论发生在任何部位都不能用任何方式去挤压。

5.4 皮肤化脓性感染

皮肤化脓性感染,从名称看并非指某种病,而是指包括所有细菌引起的、位于皮肤表面眼睛能看到的感染,包括化脓性球菌、绿脓杆菌、气性坏疽杆菌等所致的感染。

自然界中,细菌和病毒广泛存在于空气、土壤和物件中,通过破损的皮肤和局部抵抗力下降的皮肤皮脂腺口、汗腺口、毛囊口等部位侵入、繁殖,当超过人体防御机能作用时就会发生感染。

这类感染包括毛囊炎、疖、痈、蜂窝组织炎、创伤感染、烧伤感染等。这类感染的致病菌大多是金黄色葡萄球菌和链球菌,产生绿色脓液的绿脓杆菌和产生坏疽的气性坏疽杆菌感染相对少见。本文主要解说感染球菌者。

第 5 章 疾病各论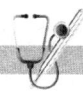

我们先看一个病例：某女孩，5岁，因背部发一小疮，发热38℃。于某日上午10：00经本地医生诊治，至11：00发热至39℃；再诊注射退热针剂，热不退；下午转至区级医院就诊，谓之"毒血症"，经处理热仍不退。下午3：00，体温上升至39.5℃，再转诊至市级医院，打针、服药，热仍不退。至晚上8：00，以高热40℃来诊。时值1988年，笔者正在某市级医院工作，晚上由熟人介绍而来。当时经检查，患儿背部小疮直径1厘米，已有小脓点，周围红肿范围6厘米×8厘米，其他检查尚正常。很明显，这只是一个皮肤的细菌性炎症病灶，很常见。细问病史，患儿家长曾给予挤压，之后引起发热。病情明了即给予用药：口服先锋霉素4号1片、强的松半片以消炎抗菌，安乃近半片加冬眠灵1/3片以退热，维生素C2片以辅助解毒，嘱多饮水。当晚10：00，体温退至35℃，次早起床叫喊肚子饿，继续服药2次，至晚复诊，热已退，背部小疮与红肿均已消退，仍有轻微红晕，皮肤见皱。家长坚持再服药2天，痊愈。

解说：这是一例典型的皮肤化脓性感染，致病菌是葡萄球菌或链球菌，感染程度轻的称为疖疮，重的称为痈疮，属于细菌性炎症。症状基本都是红、肿、热、痛、功能障碍，本症发生在背部，功能障碍不甚明显。这类感染一般不会危及生命，但若处理不当（如挤压等），细菌进入血流，就会发生菌血症、毒血症（血中细菌释出毒素）和脓毒血症（细菌及毒素随血流播散到其他部位）。这样就足以危及生命，在抗生素不足的情况下，死亡率就增加了。

治疗上有三个问题要注意：抗菌、消炎、退热。比如本例，一天之中经4位医生5次诊治。可以肯定抗生素和退热药都是用过的，但为何无效？确切地说，不是无效，而是生效太慢了。

这里的关键点是抗菌和消炎。这是两个不同的概念,不能认为抗菌就是消炎,消炎就是抗菌。比如颈肌炎,属非菌性炎症,只用消炎药即可,无须用抗菌药。实际上,抗生素只对敏感的细菌有效,起杀菌或抑制细菌生长的作用,而对炎症结节无作用,甚至在炎症结节"壅盛"的情况下,抗生素只在血液中有高浓度,而不能进入病灶,或在病灶中达不到有效浓度,生效太慢了。当时用了消炎药(强的松)之后,炎症结节散开了,血流通路正常了,抗菌药达到一定浓度得以有效地进入病灶,效果很快就出现了。至于抗菌药的用量,需按感染程度来决定。

关于退热,尤其是过高热(指体温在39.5～41.5℃范围)宜使用冬眠灵,一般的退热疗法是没必要使用冬眠灵的。笔者以前在小儿科实习时,曾碰到过几例中毒型痢疾。此病十分凶险,病人初发病即进入昏迷状态,高热达41℃,一切退热措施均无效,而过高热将对大脑造成损害。因此,当时的老前辈们研究出了冬眠疗法:用氯丙嗪、异丙嗪、杜冷丁混合成冬眠合剂,使患儿进入"冬眠"状态,体温降至35℃。这是对人体的一种保护措施,使患儿脱离了对病原体的激烈反应而处于克制状态。这种状态只能是暂时的,利用这个机会,医生们可以抓紧时间对病情进行侦察和处理,通过肛门拭子检查诊断出中毒型痢疾,再进行针对性治疗使之好转。在退热方面来说,这是一张王牌了,可以挽救生命。因此,在后来的过高热患者诊治中,笔者也尝试加用冬眠灵,结果在多数病例都能将体温降至35℃,用家长的话说,退热之后皮肤是冰凉的。这就证明了冬眠灵单用而不需合用、小量应用而不需大量应用、口服给药而不需注射,同样能达到目的。

第 5 章 疾病各论

5.5 气管炎、支气管炎

气管和支气管见图 5-2。

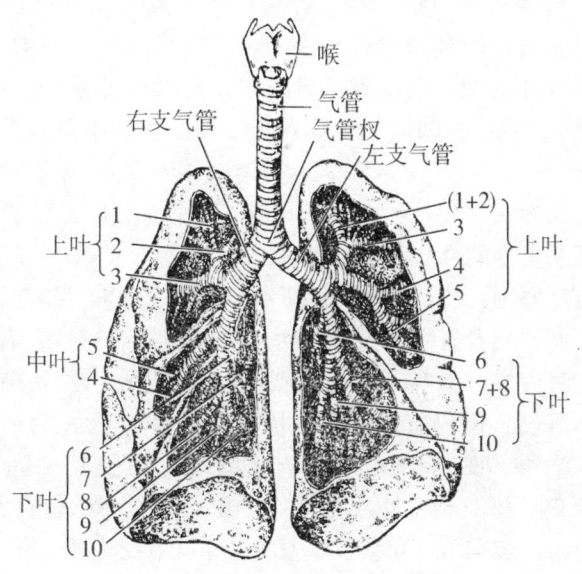

图 5-2 气管和支气管

注:图片引自《医用人体学》。

气管是指喉头至肺门这一段。包括第一级分支进入两肺。这一段称为气管或大气管,若有炎症则称为气管炎。

入肺以后再进行第二级、第三级分支以到达两肺各叶,此段称为支气管,若有炎症时称为支气管炎。

第四级分支相当于肺泡的门户。实际上与肺泡是相连的，若有炎症则称为支气管肺炎或肺炎。炎症波及几个肺泡的，称为小叶性肺炎；炎症波及整个肺叶的，称大叶性肺炎。炎症发生在哪个部位都是同样的机理，只不过部位不同，叫法就不一样，也有程度不同的区别。炎症的主要症状都是咳嗽、痰多。炎症较重时伴有发热、胸痛。炎症较深时，比如到第二、第三级支气管，因这一段气管口径越来越小，因炎症导致肿胀、渗出容易发生气喘，出现呼吸困难。听诊时常可以听到哮鸣音和水疱音。炎症发生在肺泡，则因阻碍了气体的交换而出现呼吸困难和紫绀（即缺氧，嘴唇呈现紫黑），发生在肺泡的炎症在呼吸系统疾病中是最严重的，可致死。

根据症状（发热、咳嗽、咳痰、胸痛、气喘、呼吸困难）可以判断炎症的部位和程度。

治疗原则：抗菌、消炎、平喘、化痰、止咳、退热。

下面一起看看病例：某女性，40岁，初患感冒，有发热、鼻塞、流清涕、喷嚏、咽干、咽痛。用药两三天后，感冒症状基本好转，但仍有鼻塞、少量鼻涕。咽喉干燥、痒，咳嗽越来越剧烈，咳时喉部至胸部有痛感，痰多色白，很难咳出。检查除有咽部微充血外，无其他发现。诊断为感冒合并气管炎。用药：红霉素、化痰片、复方甘草片、必嗽平、维生素C等药每日服3次，强的松服1次，睡前服扑尔敏2片。服药两天后，咳出大量白色浓痰，易咳出，咳嗽减轻，胸痛消失。自己停药两三天后咳嗽又复加重，痰量渐增多，仍咳出白色浓痰。继续服同上药物6天，咳嗽渐减，痰渐渐变稀至消失，告愈。

解说：气管炎或支气管炎大多由感冒合并而来，也有部分是直接发生的，这部分则没有鼻塞流涕症状，直接出现咳嗽胸痛或发热。气管炎或支气管炎的诊断依据是咳嗽、痰多。

痰色浓黄或青褐的多属细菌感染，痰色浓白量多的属支原体或衣原体感染，都必须使用抗生素，但用法不同：细菌感染者选用先锋霉素、百炎净、利福平，一般感染用百炎净效果较好，感染重的可选用注射青霉素、先锋霉素、林可霉素或卡那霉素类。消炎药可小量选用强的松或双氯灭痛；支原体感染者，用红霉素效果最好、显效最快。用其他抗生素是"无效"的。本例是支原体感染，用红霉素，每日3次，每次服3片，连用6天后告愈。关于支原体感染，有人认为需连续用药1个月以上。具体而言，应在症状消失后再用两天为好。

　　化痰，这是很重要的步骤，这一步做得好，治疗期可缩短，做不好则治疗期延长。众所周知，有痰必然有咳。本例中，三种化痰药合用，看起来似乎是大包围、滥用药。其实不然，经过大量观察发现：单用一种化痰药，效果最差、治疗期最长。两种联用效果也不太理想，但若三种联用，可以大大缩短治疗期。对于细菌性的气管炎，一两次用药告愈的也不少。尤其是小儿痰多的，很少会咳出来吐掉，基本都靠化痰。因此三药联用效果是最好的。

　　扑尔敏的使用：扑尔敏是抗过敏药，止鼻水的效果很好。感冒初期，鼻塞、流鼻水、打喷嚏这些症状有时很难受，甚至影响工作。用扑尔敏虽有效，但因其有嗜睡的副作用，故安排在睡前服。一般用量视各人反应而不同，通常用量在1片半至2片。

5.6 痉挛性支气管炎

这是小儿和老年人常见的一种支气管炎。在2000年以前，这种病在城市较常见，后来似乎越来越少，这可能与卫生习惯越来越好、人们越来越注重疾病预防有关。

该病的发病原因是细菌或病毒感染了细小支气管，引起充血、水肿、渗出的病理变化。支气管平滑肌受刺激收缩，加上炎症产物堵塞，使通气面积减少而出现气喘和呼吸困难，因此，称其为痉挛性支气管炎或喘息性支气管炎。

该病的临床表现有发热、咳嗽、咳痰、气喘，可见胸骨上窝、锁骨窝、肋间凹陷，医学称为三凹征，是呼吸困难、喘息的特征表现。其原因是支气管通气面积减少，吸气时进气量不够，胸腔的负压使体表的软组织发生内陷。支气管由于炎症的原因，黏稠的分泌物堵塞了气管引起喘息，支气管平滑肌的痉挛收缩则加重了气喘。在肺部听诊时可听到痰鸣音和哮鸣音，呼气音延长，并可听到细湿啰音。痰鸣音表示较黏稠的分泌物堵塞了支气管。哮鸣音表示细小支气管平滑肌痉挛，气流通过窄小的管径发出高调尖锐的声音，类似笛音。细湿啰音表示炎症，代表细小支气管和肺泡的充血、水肿、渗出反应。

按发病过程，通常是先有发热，后有咳嗽咳痰气喘，也有不少病例一发病即发热、咳嗽、气喘一齐表现出来，也有些病例不发热，只表现为咳嗽气喘。

治疗原则：抗菌、消炎、解痉、化痰。

（1）抗菌：使用抗生素，可选用先锋类、丁胺卡那、利

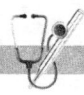

福平、百炎净等，选用广谱抗生素较好。

（2）消炎：根据病情轻重、病程长短等，较重或时间较长的可用强的松，病情较轻的可用双氯灭痛。

（3）解痉：气喘者可用氨茶碱口服，或用息喘灵。

（4）化痰：化痰片、复方甘草片、必嗽平三药合用。

有发热者，用安乃近片剂口服。

痉挛性支气管炎的治疗一般是不难的，但也有不少病例因治疗不彻底而转为慢性支气管炎，有些病例经过多家医院治疗也未能治好。

1997年，广州市花都区清布村有一个5岁的男孩，据其母说，小孩从1岁起患上痉挛性支气管炎，从此一直看病不断。3岁起更是病得严重，每个月都发病，每次发病都要就诊几次，因此三年来未停过看病，诊病费用已花了近5万元。经人介绍而来求诊，当时我正在邻村下乡。检查患儿，较消瘦，脸色萎黄，身高稍不足，双肺布满干湿啰音，并有哮鸣音，无发热。诊断是痉挛性支气管炎已无疑问。关键是选择哪种抗生素，估计基本常用的抗生素肯定已用过不少。因此，当时决定选用强力霉素和百炎净合用，加用强的松协同消炎；止喘药用氨茶碱；化痰片、复方甘草片、必嗽平联合化痰；补充维生素B_1和维生素C。用药两天后复诊，呼吸已平顺，咳嗽明显减少，能咳出痰，再服药两天，痰已消除，告愈。一个月后再发再诊，同样用上述方法，并建议其母，待治愈后使用丙种球蛋白以防止再发，其母欣然同意。于是其病好转后，肌注丙种球蛋白320毫克，每月注射1次，连用2次。注射后半年未发作过，再服过几剂补脾健胃的中药之后，小儿饭量增加，两个月后，与以前大不相同。

解说：痉挛性支气管炎的急性发病，治疗并不难，只需在抗菌、消炎、止喘、化痰这几点上用药正确，特别是抗生素选择正确，通常都能有效。问题是小儿的慢性痉挛性支气管炎，有时是迁延日久不能治愈的。

转为慢性的不是很多，大都是因为治疗未彻底，在将好未好之时又再受新的感染，因此反复发作迁延成为慢性。如此，关键点有两个：第一，必须来一次彻底的消炎，这就需要估价抗菌药与消炎药的作用了；第二，必须在治愈后提高抗病力，使之在短时内不再受新的感染，使机体得以休养生息。

因而，就要提到丙种球蛋白的问题。丙种球蛋白是属于抗体的生物制剂。用于人体称为"被动免疫"，就是依靠外来帮助的意思，它可以帮助人体抵抗外来的致病菌，不属于上策。上策是人体主动产生免疫，比如，一个强壮的身体，它可抵御各种病原体；又如，注射疫苗，如麻疹疫苗，它可使人体产生终身抗体而不再患麻疹。这些就是主动免疫。

如上所述病例，第二次愈后使用了丙种球蛋白，借助外力来保持一段时间（约2个月）不发病，再通过中药调理脾胃，使之能进食，机体就得到了休息恢复，抵抗力就增强了，以后就再无复发了。

除此之外，很多迁延性的疾病都可以用此法解决问题，比如慢性扁桃腺炎，经过一次比较彻底的治疗之后，运用这一方法，可使它以后不再发。比起多发作几次就做手术切除，不是更好吗？

5.7 咽炎（慢性咽炎）

急性咽炎多由细菌感染所致，其发病表现与急性扁桃腺炎差不多，治疗也基本相同。这里主要讲慢性咽炎。

咽喉是呼吸道和消化道的门户，尤其是呼吸道。咽喉是细菌入侵的要冲。这里有扁桃体和淋巴滤泡组织，起着第一道防线的作用，病菌只有越过了这道防线之后，才能侵犯到气管和肺。咽喉部经常有细菌和病毒存在，所以炎症也容易发生。

咽炎的发病率实际上是很高的，可能占人群的20%甚至更高，可以这样说：普通门诊（主要是南方）患咳嗽的约占70%，而咳嗽患者中咽炎者则占80%。咽炎的发病年龄从6个月至80岁都有，而且有年龄越小发病越多的趋势。

除了细菌感染之外，更多的因素则是：①大气污染；②饮食的刺激。从发病经过来看，不少人因吃了辣椒、水果、饮料、老火汤等食物之后出现以咳嗽为主症的咽炎。

对于咽炎的发病机理，笔者认为：经过若干次的细菌感染之后，咽喉部的淋巴滤泡因为抗病的关系，有不同程度的增生，有轻微的肿胀。由于人体的生长作用（中医说的热盛、火盛），肿胀加重。此时对于上述食物更易起反应，腺体分泌增加。由于肿胀，分泌物不能顺利排出，因此咽喉部即有痒感、堵塞感，并由此引起咳嗽反射，欲将分泌物排出。但往往咳嗽越使劲，肿胀越加重，越发刺激咳嗽，形成不良循环，出现剧烈咳嗽。

咽炎病灶可缓慢发展，病变部位延伸到声门时，则由于分泌物排不出，使堵塞感加重，并因声带受累而使发音受阻，这是一种更为烦恼的状况。

症状：主要是咽喉痒、咳嗽，有时剧烈阵咳。痰是咽喉部的分泌物，初时常在早晨咳出一点点，透明无色，以后分泌物越来越多，但都是由多个小"痰"点聚成一簇，这是特点。空气中灰尘多时呈灰黑色，空气清时呈透明的。此外，早晨刷牙时有干呕现象，病程越长，痰越多，累及声带时发音受影响。饮食中水果、辣椒、饮料等会引起咳嗽。

治疗：慢性咽炎的治疗药物很多，各家有各家的说法，依照笔者的经验，介绍以下一组方法供参考。

症状明显时可内服百炎净、强的松或双氯灭痛、化痰片、甘草片、必嗽平，用量可查阅"常用药物剂量表"，急性期或症状明显者，服以上药物常有效（有胃病者不可用强的松），使症状明显减缓或好转。

也可以用以下中药：栀子12克、牡丹皮12克、黄柏9克、牛蒡子12克、甘草6克、桑白皮15克、海浮石15克、芦根12克、五味子9克、通草6克，水煎服。

日常饮食中忌辣椒、水果、饮料、老火汤，至少在好转后一周内禁食。

在平时症状不太明显或无症状时，可食用杨梅。中草药书籍中记载，杨梅有收敛作用，能止咳化痰，从使用效果来看，它能逐渐消除咽壁淋巴滤泡的肿胀，使分泌减少，因而痰减少变稀，声音能变清。

食用方法：市面上出售的冰花杨梅，不属于药品，经济、简单、方便。每日食20个左右，不分时限，食后短时间内不饮水，数天之后即有好转。

慢性咽炎可以说是无法根治的，可根据各人的特点寻找到各自的方法减轻症状，以不影响生活为宜。注意：慢性咽炎的顽固咳嗽很容易在老年患者中与慢性气管炎混淆。

第 5 章 疾病各论

5.8 呕 吐

呕吐只是一种症状，不是一种独立的疾病，很多疾病都会引起呕吐。本节主要讨论一些与呕吐有关的疾病。

（1）颅内高压症。多发于脑肿瘤、脑血管意外、高血压脑病时。脑肿瘤是因为颅内占位性病变引起颅内压增高，病情的发展呈慢性进行性，有钝性头痛，呕吐为喷射性，即没有恶心欲吐的感觉，一下子就喷射出来，而且多是一次即吐完，吐后一切如常，以清晨为甚；脑血管意外以昏迷及瘫痪为主症，呕吐为伴随症状；高血压脑病头痛明显，烦躁不安，血压急剧升高，伴呕吐。

以上诸症都属于危急重症，需送医院处理。

（2）前庭神经刺激性反应。前庭神经属于第八对脑神经位听神经支系，位于耳蜗部。由于未明原因的血管痉挛，引致耳蜗管水肿，压力刺激了前庭神经，出现眩晕，有天旋地转的感觉，睁眼时眩晕更重，故患者一般都紧闭双目，并且伴恶心呕吐。尽管胃内食物已吐空，但仍呕吐反射不止。这类病有晕车晕船症和美尼氏病。发病本质都是一样的。用药苯海拉明和阿托品可缓解，详见本书"美尼尔氏综合征"。

（3）急性胃肠炎。此病较常见，原因是进食生冷食物、变质污染食物或腹部受凉等。特点是腹痛、呕吐、腹泻、大便水样或稀烂，一日数次至十数次不等。重症者可有发热，呕吐腹泻严重的可有失水，表现为眼眶下陷、皮肤干皱且弹性降低，失水者需补液；不太严重者可选择肌注丁胺卡那霉素；一般症者口服呋喃唑酮、磺胺脒、表飞鸣、次碳酸铋等。

止泻药也可选择商品药,解痉止痛药用阿托品,中成药用保和丸。值得一提的是,复方樟脑酊治疗上吐下泻效果非常好,但常缺药。

(4)高位性肠梗阻。什么叫高位?人的消化道总长有6米,简单地说,在上面的两米内出现阻塞就叫高位肠梗阻。从解剖位置来说,空肠中段以上阻塞亦可称之。这一段消化管内有两个部位是容易产生阻塞的:一是胃幽门部,即胃的出口处,容易出现炎症、水肿而阻塞。也有因慢性十二指肠球部溃疡,反复形成瘢痕最终导致阻塞的;二是十二指肠中段,这里有胰腺管出口,多因胰头肿瘤压迫肠管造成阻塞。一旦阻塞,食物就不能下行,表现出呕吐症状。其特点是隔餐食物全量吐出,这一点是诊断的重要依据。急性幽门炎是因炎症、组织水肿造成阻塞,较易治疗,详见相关章节;十二指肠球部溃疡则通常有长期规律性腹痛的表现,特点是进食后疼痛得解,空腹时痛。胰头肿瘤则有一个缓慢发展过程,在未造成阻塞出现呕吐之前,常有长时间的灰白色大便,这是因为肿物阻碍了胆管,使胆汁不能进入肠管所致。

十二指肠球部溃疡和胰头肿瘤所造成的高位性肠梗阻,必须经外科手术治疗。

(5)慢性咽炎。慢性咽炎或慢性咽炎急性发作可引起呕吐,这种情况多发生在小儿。近年来,患慢性咽炎的儿童也越来越多(主要在大城市)。患儿因为咽喉部受炎症的刺激而产生反射性呕吐,特点是咽部痒感,炎症部位有少量黏液分泌。如果顺利咳出即感觉舒服,如果难以咳出,则因黏液的刺激而咳嗽不停,反射性地引起呕吐,即便成年人也会出现此情况。很明显地,呕吐必定是在咳嗽之后,而且呕吐物不多,这是特点,治疗主要参照"咽炎"相关内容。

(6)胃病呕吐。一般胃病是较少引起呕吐的,只有脾胃虚寒型的胃病易出现呕吐。特点是首先有长期胃痛病史，因伤食引起脾胃虚寒，上腹胀满，泛吐清水。畏寒、呕吐，多在午后发生，呕吐物不多，吐后感觉舒服，大便多稀烂，日数次。治疗以中药为主，可按下方煎服：党参9克、白术12克、炙甘草6克、木香9克（后下）、黄芩9克、法半夏9克、陈皮6克、枳壳12克、大腹皮12克、薏苡仁20克、肉豆蔻9克、干姜6克。

（7）婴幼儿呕吐。婴儿期由于消化道的适应能力弱，贲门括约肌尚未健全，如喂食过饱，或抱婴时体位过平和晃动，都容易导致婴儿呕吐。此外，初生婴儿生长发育很快，能量代谢率高，产热过多，在胃肠道容易产生"气逆"而出现呕吐。

婴儿呕吐的特点常为"一口过"，民间称吐奶。如呕吐仅偶然出现，可不用处理，注意抱婴姿势，取头高位即可；如呕吐次数多，可喂服小儿奇应丸。此外，婴儿期热火较盛，经常喂些清热降火之剂是必要的，可用腊梅花约1克，加水加糖蒸熟喂之。另外，每天喂一定量的葡萄糖水也是必需的。

幼儿呕吐，若没有其他伴随症状者，多由虫症所致，可作相应检查。

5.9 腹　　泻

腹泻的定义有时也颇难以次数来判定。从临床实践经验来判断，大致可以这样认为：次数在每日3次以内，大便性质稀烂的，中医称为便溏，不属于腹泻范围；3次以上水样便、蛋花样便或5～6次以上稀烂便，量中等以上者，可称为腹泻；次数虽多，但量少，伴有黏液或脓血、腹痛和里急后重

（即便意重、难拉出）的，习惯上称肠炎腹泻或痢疾，不作单纯腹泻解。

腹泻也是一个症状，不是独立的疾病。须根据腹泻鉴别疾病，才能作针对性的治疗。

（1）消化不良。本病多见于小儿，由饮食不洁或进食过多蛋白质食物所致。饮食不洁是指食物煮不透或放冷了。进食后对脾胃形成不良刺激，中医称为"伤食"；进食过多蛋白质，超过了胰腺消化酶的消化能力，过剩的分解物对肠道形成不良刺激，可引起腹泻。一般腹泻次数在每日5～8次，也有十余次的，可伴有腹痛或腹部不适，大便稀烂或蛋花样，有时可见消化不全的食物残渣，一般不发热。

治疗：口服呋喃唑酮、磺胺脒、多酶片、表飞鸣、活性炭、保和丸。这类药物因吸收少，用量可偏大些。

一般不太严重的腹泻不需补液，用上述药物口服即可有效。如果腹泻时间长，超过5日以上的，多有脾虚肠滑的虚证，可加用中药灯心花、薏苡仁、石榴皮、肉豆蔻煮米汤内服。

（2）急性肠炎。发病情况与消化不良基本相似。因为由细菌引起，腹泻会严重些，可为水样泻，部分病例可有发热。

治疗：水泻严重造成失水者（眼眶下陷、皮肤弹性减低），可给予补液并静滴丁胺卡那霉素抗菌，有发热和腹痛者口服退热药安乃近和解痉止痛药阿托品。成年人肠炎初起时，口服呋喃唑酮0.2克（2片），磺胺脒2克（4片），浓缩保和丸12丸，可以很快控制症状。小儿用药与消化不良相同。

（3）婴幼儿腹泻。因为婴幼儿期的消化功能尚不完善，且适应能力不强，因此喂食不合理可出现腹泻，或由于治疗不及时或治疗效果不好，拖延日久转而成为亚急性或慢性腹泻。笔者曾接诊过多例腹泻时间长达2个多月的婴幼儿病例，每日腹泻3～5次，稀烂便，间有水样和食物残渣。此时，如果用西药治疗效果肯定是不理想的，这里介绍一个传统的中药方剂，经多例观察，服1～2剂即有效。

处方：竹叶9克、灯心花10扎、薏苡仁15克、法半夏5克、陈皮3克、枳壳6克、鸡内金9克、肉豆蔻6克、栀子6克、炙甘草3克。水煎服，每日一剂。

病例介绍：某男婴，10个月。因患急性消化不良入某医院住院治疗7天。初时水样腹泻每日10余次，无呕吐，无发热。经治疗后腹泻有所好转，但仍每日3～5次稀烂便，间有小量水样便，不欲进食，间有哭闹。继续就诊，服西药、打针，均无效果，经7～8天，腹泻如旧。来诊时，检查无特殊发现。给予上述中药，服一剂止泻，二剂愈。一个月后，患婴再次腹泻，复来诊，要求再用前方，再服再愈。

解说：腹泻症，一般来说是不难治的，但必须药用之有效，尽快控制病情。若耗时过久，经4～5天不能止泻，则病症容易转为中医所说的"湿滞肠滑"，而且多有脾虚。此时再用西药已难收效，只能用中药调理。灯心花、薏苡仁、法半夏、陈皮都是燥脾化湿的。湿郁日久即产热，就像垃圾堆积发酵一样，外凉内热；竹叶、栀子清除湿热，陈皮、枳壳理气，就像将堆积的垃圾疏通，使其通风以利水分蒸发而热即散去。鸡内金健胃，肉豆蔻敛肠，诸般作用合成一功。由此可见中医药的妙用之处。

一般病症首先仍应考虑西药治疗，在效果不理想或兼有中医适应证如舌苔厚腻等时，应及时使用中药。

（4）脾虚泄泻。本症与婴幼儿腹泻有本质的不同，婴幼儿腹泻是饮食因素伤了脾胃而泻，虽也有脾虚，但那是腹泻在先、脾虚在后，本症则是脾虚在先。

但凡生物界都是如此，个体中体质较好的、器官坚实的，虽然有病但也能很快自愈；器官不怎么好的，则容易患病而影响存活。比如动物界，体质不强的就容易患病，成为弱者被吃掉，存活下来的当然是强者，看上去似乎比人类体质要好，这是自然淘汰的结果。人类则不同，疾病能得到越来越有效的治疗。

脾虚，是说某些个体的脾不是那么坚实，容易受不良环境因素的影响而患病。如寒冷天气、生冷食物容易伤脾。脾虚，则运化失司，水谷精微不能得到正常的消化吸收，久而产生泄泻。

泄泻与腹泻也不同，腹泻是来得急去得快的急性胃肠道疾病，泄泻实则是慢性腹泻，来得慢，也易因环境变化而反复。

脾虚泄泻的特点是进一餐就排便一次。因为脾虚，胃肠的张力下降，进食后即饱胀，通过神经反射引起排便。大便可正常，或软、烂、量少，间有腹部胀闷不适。如未经有效治疗，症状可持续存在，容易反复，尤其是进食生冷食物后易反复。

治疗：适合中医药治疗，西医药效果不明显。

处方：党参9克，白术12克，黄芪6克，香附12克、木香9克（后下）、黄芩9克、薏苡仁20克、法半夏9克、陈皮6克、肉豆蔻9克、枳壳12克、炙甘草6克。

解说：脾虚以成年人为多，基本都是偏寒证。这一点从饮水情况易得到解释，喜欢冷水者为热证；喜欢热者，饮冷则不适者为脾胃虚寒证。所以方中用党参、白术、黄芪温补脾阳，香附、木香通经理气，黄芩清余热（食物酵解时有余热），法半夏、陈皮燥脾湿。脾是喜燥恶湿的器官，容易受湿困而"精神不振"，法半夏、陈皮是最好的燥脾醒脾之药，肉豆蔻敛肠，枳壳去腹胀、消积，合起来就可以提升脾阳，使脾的功能恢复起来，胃肠的消化、吸收功能就会好转。

（5）肾虚泄泻。也称为五更泻。何为五更泻？此病实际上不仅有肾虚，而且有脾虚。通常是脾肾阳虚互为关联，泄泻是脾失司职、肾虚之故。五更时正是厥阴时分，阴气最盛，黎明前的黑暗。如果肾阳正常，自然无事，肾阳不足时就力不能抗了。正如李清照说的"三杯两盏淡酒，怎敌他，晚来风急"。这时候，肾阳虚症状就出现了，一阵寒意从内而生，加上脾阳虚，失司运化，顿觉腹内隐隐作痛，产生便意，必须先拉后快，因此叫作五更泻。

这样的病例以前是较多的。白天感觉一切正常，到五更天时总会有腹部隐痛，随即有便意，不能忍受，必须排便才舒服。天亮后或者再拉一两次，之后整天都正常，至次早又复如前。如果不治疗，长期也不能好转，而且西医药无效，中药一两剂便能奏效，这就是脾肾阳虚泄泻（五更泻）的特点。

古人治五更泻有妙方：四神丸（补骨脂、五味子、肉豆蔻、吴茱萸）。但在现代，单用四神丸有时效果不佳，可能与环境差异有关。现代患五更泻的人明显减少了，但不是没有，因为这是器官功能的疾病，一旦环境条件变差，这病就会出现。

这里介绍一个治疗五更泻的有效处方：杜仲9克、巴戟天9克、吴茱萸9克、法半夏9克、陈皮6克、肉豆蔻9克、薏苡仁30克、枳壳12克、香附12克、黄芪6克、炙甘草6克。

本方温补脾肾阳、涩肠止泻、理气通经，对五更泻之症用之均有效。

5.10 水　　肿

皮肤及皮下组织有过多水分潴留，指压后形成凹陷，临床上称之为水肿。

发生水肿的机理大致有两个方面：一是静脉回流受阻，毛细血管床中静脉端压力增高，因为压力的作用，液体溢向组织间成为水肿；二是血液中蛋白质的量下降，当降至一定程度时，血液中蛋白质的吸水功能不足（即胶体渗透压下降），组织中液体不能被吸回血管内，滞留在组织间而成为水肿。

水肿的病因有如下五方面：

（1）肾性水肿。见于肾炎、肾病综合征等。早期由于肾小球半透膜变性、肿胀，滤过率大为减少，水和钠不能有效排出，积于体内成为水肿。后期由于部分半透膜损坏，通透性大大增加，滤出大量蛋白质，致使血液中蛋白量严重下降，胶体渗透压下降加重水肿。这类水肿直接由肾小球的病变引起。

（2）心性水肿。一般都出现在心力衰竭之时，分右心衰竭和左心衰竭。右心衰竭发生在肺部阻塞性病变之后，如慢性阻塞性支气管炎、肺纤维化、严重肺气肿等。全身血液从静脉回流入右心房，经右心室收缩而到肺。因肺循环高压，右心室负荷加重，经过代偿期，右心室心肌增厚。到失代偿期，出现右心衰竭。毛细血管床中静脉端压力增高，出现水肿。这类水肿先有肺的疾病，然后累及右心最终出现水肿。左心衰竭多发生在先天性心脏病和风湿性心脏病之后，也可由于右心衰竭最后导致左心衰竭。同样经过代偿期到失代偿期，出现左心衰竭，血液不能有效压出左心室，而倒流入左心房，至肺循环瘀血，最终导致右心衰竭出现水肿。这类水肿先有较长期的心脏病症状，再经过肺淤血有气喘、咳嗽咯粉红色血痰（常在夜间为甚），最后出现水肿。

心性水肿是重要器官晚期重症，需住院治疗。

（3）营养不良性水肿。在食物严重缺乏的条件下，人体得不到基本的蛋白质以及各种维生素的补充。经过一段时间体内脂肪的消耗，到基本耗尽时，血液内血浆蛋白严重不足，胶体渗透压下降，出现水肿。紧急治疗时是先输入白蛋白及各种维生素，后补充食物。

（4）维生素B_1缺乏症。维生素B_1主要存在于五谷的表层皮中，含量丰富，一般不致缺乏。但有些人喜欢过度碾磨和过度淘洗，以致维生素B_1大量流失，长期如此的饮食习惯就会引起维生素B_1的缺乏。维生素B_1缺乏症有三大系统症状：①神经肌肉系统有神经衰弱症、末梢神经炎（手足袜套样麻木，感觉减退）、腱反射减弱或消失、肌肉无力、下肢沉重感；②心血管系统出现心率加快，重者可致心力衰竭；③消化系统出现腹胀、胃肠蠕动减弱、便秘，详见"末梢神经炎"相关章节。

（5）脾虚水肿。中医认为脾是人体的"后天之本"。在胎儿发育成熟降生之后，始由脾的作用而摄食、排泄、生长发育。脾主运化，消化、吸收五谷之精而滋养全身器官。若脾虚，则运化失司，水谷之精不能滋养肌肉所以易疲劳；肠道运化失常可致腹胀；水汽不能正常运化，滞留于肌肤则出现水肿。

脾虚的发生，在体质较好的人可因过度饮酒而起；在脾胃功能稍差的人，则容易因伤食和受寒湿而致。伤食包括饮食不节、过饥过饱、过食肥腻、米粉类或食生冷食物如水果、饮料等导致脾虚，出现头重身乏、肌肉疲劳、腹胀泄泻、恶心欲吐等症。脾气虚者出现水肿，主要是双下肢水肿，体征有面色淡白、神疲、舌淡苔白腻、脉沉缓。脾虚水肿的治疗，中药效果明显。

处方：党参9克、山药15克、黄芪9克、枳壳12克、法半夏12克、陈皮6克、白术12克、炙甘草6克、木香9克、薏苡仁30克、车前子12克、木通9克。水煎服，泄泻者加肉豆蔻9克。

本方曾用于治疗过多例脾虚水肿症，效果确实。不少病例服一剂即能消肿。方义是补脾阳、行气、燥湿、收敛、利水。中医云：脾性喜燥恶湿，脾气虚时，水湿停滞、气运不化。燥脾之法，重在法半夏、陈皮。中医说醒脾即谓此，若补而不醒，只是事倍功半，补之能醒，则事半功倍。比如二三月黄梅天气，水汽浓重，任由擦拭不干，但见一夜北风则水汽无存，同是此理。

5.11 胃　　痛

这里所说的胃痛是指除了急性胃肠道疾病以外的一切胃病。人们常说的胃病，包括胃溃疡、十二指肠球部溃疡、糜烂性胃炎、浅表性胃炎、肥厚性胃炎、萎缩性胃炎、胃下垂等。

糜烂性胃炎除了有胃痛的症状外，还容易引起出血，甚至大出血。1975年曾有一位70岁的患者，因为消化道大出血，呕吐暗红色胃液和血块，排柏油样大便。进行手术探查，

第 5 章 疾病各论

结果在胃内仅见几个糜烂病灶,并不见有活动性出血,为防止再出血,医生给他做了胃大部切除。萎缩性胃炎主要表现为胃酸缺乏,以前认为这类胃病容易恶变。这两类胃炎都较少见。图5-3为消化系统的概况。图5-4为胰及十二指肠。

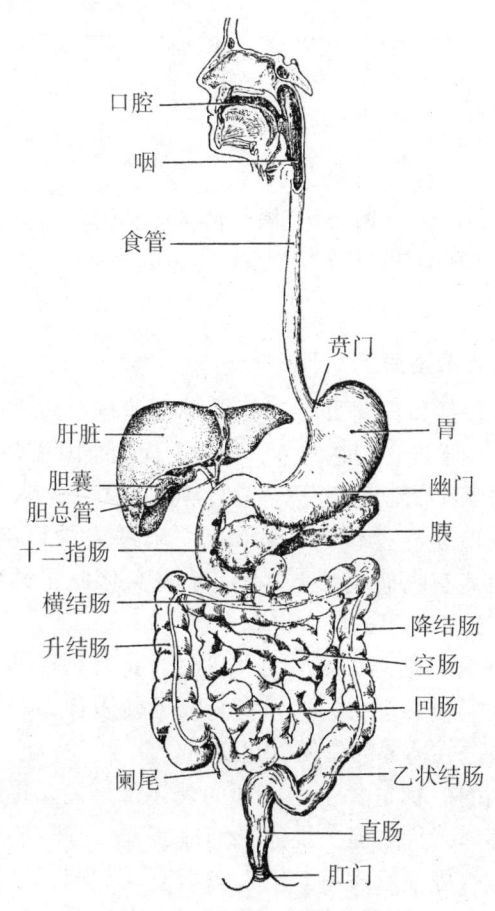

图5-3 消化系统的概况

注:图片引自《医用人体学》。

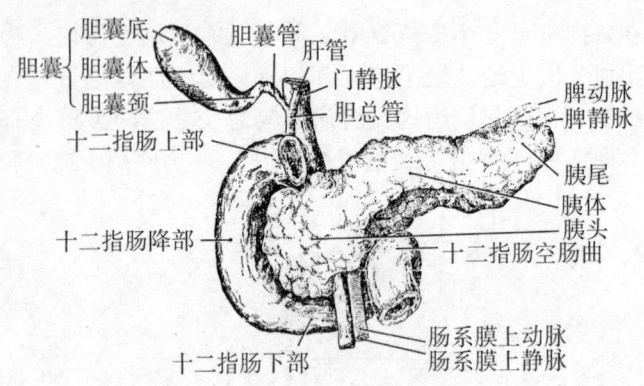

图 5-4　胰及十二指肠

注：图片引自《医用人体学》。

5.11.1　溃疡病

溃疡病包括胃溃疡和十二指肠球部溃疡。关于溃疡病的病因，有各种学说，归纳起来，应与下面两个因素有关：

（1）先天的胃功能低下。人们常说的"胃不太好"就是这意思。它应是有遗传因素的影响。有些人的胃确实很好，吃任何东西甚至吃玻璃都无问题，有些人则吃了某些正常的食物也会招致胃部不适或者胃痛。

（2）饮食习惯不太好。有些人经常进食硬质的食物，而且不怎么咀嚼便吞下去，这样就造成了硬质食物对胃壁的机械摩擦，久之在薄弱部位便引起溃疡。

溃疡病的症状主要是上腹部的规律性疼痛。胃溃疡者在饭后发生疼痛，呈刺痛、烧灼样痛或胀痛，有时痛至面色苍白，持续至胃排空后缓解。下一餐后复痛如前，这是由于食物刺激与摩擦溃疡病灶所致，空腹时刺激因素消除，痛也随之缓解；十二指肠溃疡者则相反，表现为空腹时痛，得食痛

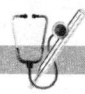

减,即便吃几块饼干也能缓解。这是因为饥饿时,神经反射使胃液分泌增加,进入十二指肠刺激病灶致痛。进食后则减少或抑制了胃液流出,并因食物得以中和,因此痛减。十二指肠溃疡患者午夜时分常因饥饿而痛醒,又因进食而缓解。

典型的溃疡病根据病史和症状、痛的特点和规律性就可以诊断。如果胃溃疡和十二指肠溃疡同时发生,或先后发生,那就由两种胃痛的特点合并为一,变成饥饱都会痛,只在半饥不饱之际得以缓解。

X线钡剂检查或胃镜检查可以直接诊断本病。

治疗:20世纪以前,由于物质条件所限,药物不足且因常吃糙米,所以治疗效果不太理想。以前使用的制酸药、止痛药只能治标,促进溃疡愈合的维生素U效果也不理想。

现代生活条件和物质条件都大为改善,溃疡病也相对容易治疗。归结起来有两方面是溃疡病治疗的重要因素:一是饮食调节,不宜进食硬质食物、不宜过饱、饭后必须休息1小时以上,这是一个很重要的因素;二是药物使用,丙谷胺和西咪替丁是目前较好的药物,据报道,两药连用2周,溃疡的愈合率能达到90%以上,加呋喃唑酮(痢特灵)和利胆片,更能有效地抗菌和疏通肝胆,常可得到较满意的效果。因此,上述药物可以组成一组治疗溃疡病的惯用处方:呋喃唑酮1片、多酶片2片、西咪替丁1片、丙谷胺2片、利胆片3片、维生素B_1 2片,每日3次,连服2周。笔者以此法治疗过多例溃疡病者均有效,也适用于慢性胃炎的治疗。

实例:某男,40岁,广州市人。患上腹痛20多年,初起时是进食后即痛,尤其是进食较硬的米饭和辣椒,常引起痛,有时痛较剧。经过不规则治疗之后,疼痛有所缓解,变成钝痛或胀痛,时有嗳气反酸,由初时的上腹痛渐变成全腹胀痛。常因食粉类、啤酒、饮料等食物引起胀痛,大便经常软或稀,日 2~3 次。胃镜检查有陈旧性溃疡病灶，周围有增生，并有慢性浅表性胃炎。经用上述处方，辅以中成药香砂养胃丸、保和丸。2 周后，症状基本全消，饮食正常，生活正常，后 2~3 年均无再痛。后来不注意，饮过啤酒和可乐，也吃过米粉类食物，胃痛复发，以胀闷不适为主，继续以上治疗复好转。

5.11.2 慢性胃炎

慢性胃炎更是一常见病症，最基本的病因是胃的功能不好和伤食。伤食主要是指进食米粉类、饮料类和生冷食物。这些食物能伤脾，产生内湿，出现腹部胀痛或胀闷感、嗳气反酸、欲吐、大便稀烂、胃纳减退等症。偏湿时，有头重身乏，大便次数增加，常每日 2~3 次；偏寒时，有欲吐或反吐清水，饮冷水时症状加重。这一类胃炎属虚寒湿型，占慢性胃炎的多数。

另有一类属热证的，是肝胆的热证表现。五行中肝属木，脾属土，木克土。肝胆热证因克脾而出现两胁胀痛或胀满、腹胀或痛、恶心欲吐、反酸、口苦、便结等症。这是肝脾不和证，也有称为肝胃不和的，这类胃炎占少数。

下面从两种胃炎的病例中分析病症及其治疗。

实例一： 某男，年约 40 岁，城市人。有胃痛多年，平素自觉胃肠功能不太好，胃痛时有发生。近 2 个月来常觉上腹胀闷，嗳气后舒服，有时感觉微痛，喝凉水和饮料、吃米粉后更觉不适。有时欲吐，腹部喜按，大便日 1~2 次，成形。食欲尚可，无头重乏力等症，胃镜检查示浅表性胃炎。

这一例，西医的诊断是明确的，但服用西药后只有暂时好转，停药后又反复。从中医角度看，这是脾胃虚寒证，根据是喝凉水不适，腹部喜按。西药的作用没有寒热之性，所以设一中药方：党参 9 克、茯苓 15 克、白术 12 克、炙甘草

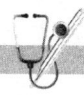

第5章 疾病各论

6克、木香9克（后下）、黄芩9克、法半夏9克、陈皮6克、枳壳12克、麦芽15克、砂仁9克、香附9克。

前四味是中医的四君子汤，加法半夏、陈皮则称陈夏六君汤，是中医补土派（补脾土）的基本方，加木香、枳壳、砂仁、香附理气暖脾胃温经，黄芩除浮热，麦芽下气。合则温补脾胃、理气顺气、燥脾祛湿。此例服本方9剂愈，期间服前述西药3天。

现今寒甚的病例较少，此方适用于一般的脾胃虚寒证；如寒重（畏寒、呕吐者），则加吴茱萸或干姜。

实例二：某女，30余岁。平素胃不太好，偶尔有胃痛，自备有胃药。近两周来胃痛，服药不效。询问病史：上腹痛、胀闷、嗳气、时有反酸水、口苦、两胁胀痛、便秘。近来脾气较暴躁、易怒、睡眠不好。检查：舌红、舌苔薄黄，脉弦略数。

这一例也是胃炎，本身有胃痛史，近期表现口苦、两胁胀痛、易怒、脉弦等，这是肝热之证；嗳气、反酸、便秘是肝木横克脾土，中医诊断是肝脾不和，治疗法则是疏肝和胃。

处方：柴胡12克、龙胆草9克、栀子12克、黄芩9克、白芍12克、枳壳12克、木香9克、甘草9克、陈皮6克、大腹皮12克。

柴胡、龙胆草是治肝主药，随症轻重调节用量；栀子、黄芩清除湿热；白芍敛肝气；枳壳、木香、陈皮、大腹皮疏理肝脾之气；甘草大剂量和肝，小剂量和诸药。合则调和肝脾使之归好。本方不宜长用，中病即可，通常在3剂内可见分晓。

5.11.3 胃下垂

胃下垂也是较重的胃病之一，发病率不高。特点是进食后胀坠感明显，直到下一顿仍未能缓解，因此常影响食欲，

77

消化力明显减退。B超检查和X线钡剂检查可确诊。

中医称本病为中气下陷,与腹股沟斜疝、脐疝、肾下垂、子宫脱垂、脱肛等病原理相同,治疗也相似。西医无适当的药物治疗。但在中医方面,运用提升中气的法则,对多例胃下垂和腹股沟斜疝均有效,其中1例胃下垂至盆腔的患者,经用中药收到了较满意的效果。

处方:党参12克、白术12克、黄芪6克、香附12克、木香9克(后下)、黄芩9克、升麻6克、柴胡12克、法半夏9克、陈皮6克、炙甘草6克、枳壳12克。

用法:使用本方的关键是控制好黄芪与升麻的量,应每天开1剂,第一剂如服后无不良反应,第二剂黄芪加2克、升麻加1克,直加至黄芪15克、升麻12克为止。若小儿则升麻从2克开始加至8克,黄芪从3克加至9克。古人有"升麻细辛不过钱"之说,其实不尽然,正常人使用可能有反应,在较重的中气下陷患者中,很多病例都逐渐加量到12克,个别加至15克都能接受。而且药效发挥最好的剂量是12克。多数病例用至15剂已基本见效。

5.12 急性幽门炎

这一节让我们先从病例开始。某女孩,8岁。于发病前一晚曾有腹痛,呕吐一次,当晚进食米饭一碗,于次晨再呕吐两次,将昨晚进食的食物全部吐出。之后饮水,接着又全部吐出。有轻度上腹痛,无大便,亦无发热。检查:一般状况尚好,咽部、心肺均正常;上腹剑突下轻度压痛,肠鸣音正常。诊断为急性幽门炎。给予处理:静脉滴注丁胺卡那霉素

第5章 疾病各论

0.3克加地塞米松5毫克，口服呋喃唑酮0.1克，磺胺脒1克，阿托品0.3毫克，表飞鸣0.2克，维生素B_6 20毫克，保和丸（浓缩丸）8丸，日3次。经处理后，当天无呕吐，亦无腹痛，自觉较好。晚间有饥饿感，进食米饭一碗。次晨又复呕吐如初，排正常大便1次，腹痛不明显，只觉上腹部不适。再诊，重复滴注1次，嘱其当日进食流质，次日进食半流质（较稀），第三日才可正常饮食，遂愈。

类似这样的病例，近几年（2004—2008年）在一个约3万人的社区内，一个诊所每年接诊约30例，发病年龄在5～40岁，以学龄期儿童居多，与成年人之比约为8∶1。发病特点都是呕吐，全部吐出隔餐食物，不进食则不吐，饮水急速亦吐，缓慢饮或少量饮则不吐。全部均无腹泻，腹痛亦不明显，少数病例有发热。都经过上述相同处理后，大多数在两天内痊愈，愈后均无复发。

从病情经过来分析，不难得出一个结论：该病属急性幽门炎引起的幽门梗阻。

幽门是胃的出口部，一旦阻塞，食物便不能下行，由于张力刺激、神经的反射作用，停留在胃内的食物必然反吐出来。根据全量或大量呕吐隔餐食物这一点，可以诊断幽门梗阻，甚至饮水稍快一点也全量吐出，说明梗阻的程度较重。

从治疗效果分析可得到提示：丁胺卡那霉素加地塞米松可使之很快好转，说明有炎症存在，炎症应该是细菌引起的。炎症使幽门部充血、水肿，这是最易引起阻塞的原因。丁胺卡那霉素抗菌、地塞米松消炎清除水肿，因此很快能解除阻塞。由于再次进食硬质食物米饭，机械摩擦再次导致水肿，从而使病情反复，再次治疗有效，并告知饮食注意点，因而治愈。

这一类致病菌大多是革兰染色阴性的杆菌，通常只有少数较重的感染才会发热。这是一种由急性炎症水肿引起的幽门梗阻。发病快，好转亦快，各年龄段的人都可发病。

以前的幽门梗阻基本上都是由十二指肠球部溃疡而来，发展慢。那是由于溃疡病灶的瘢痕收缩而来的，多见于中年人，药物治疗基本无效，最终需靠外科手术解决问题。

5.13 高 血 压

收缩压数值大于年龄加90，舒张压数值大于90，这种状况如持续存在，就可认为患了高血压。

高血压的确切病因尚未清楚。多数学者认为是由于长期处在精神紧张状态下，动脉（主要是全身中小动脉）处在紧张、收缩状态，这时血压就会升高。如果长期如此，血管壁的通透性增高，血浆中蛋白质分子逐渐渗入并沉积在血管壁上，日久便形成透明变性，使血管硬化，弹性降低，形成高血压。

血液流动的压力与血管壁的弹性回缩是形成血压的两个因素。当精神紧张时血压会升高，比如受到惊吓、强烈的精神刺激等。如果精神状态回复得快，血压升高只是暂时的，很快会回复正常。如果紧张的精神状态长期持续，就增加了血管壁蛋白质沉积的机会。如此反复日久，至动脉壁发生透明变性（蛋白质在血管壁凝固），形成了难以逆转的动脉硬化时，那就是血管硬化所致的高血压了。这就是真性高血压病。

高血压的主要症状是血压升高，收缩压可升至140～230 mmHg，舒张压可升至90～120 mmHg，并伴有头痛、注意力不集中、失眠等伴随症状。长期的高血压还可引起脑、心、肾等重要器官的病变。脑的损害可由最初功能减退发展到实质性病变，出现老年性痴呆；心脏由于长期的负荷加重而发生心肌增厚肥大,终因失代偿进入心力衰竭期;肾脏则因长期高血压造成肾小球萎缩、硬化,最后出现肾功能衰竭。所有这些后果都是严重的。

所以,高血压的早期治疗很重要,早期治疗包括以下两部分。

5.13.1 降血压

降压药有很多,各人可根据自身适应性选择使用。复方降压素和倍他乐克的降压作用缓和平稳,可首先选用,每日3次,每次1片。如降压效果不理想可增至2~3片,直到血压降下之后减量维持。睡前服少量安定片可缓和神经系统的紧张度,有助于降压。烟酸肌醇脂是一老药,它并无降压作用,但它能清除沉积在血管壁的脂肪和蛋白质,起到清道夫的作用,防止动脉硬化。在早期高血压患者中单用此药而不用降压药,也能将血压降下来。

5.13.2 降低神经系统的紧张性

(1) 交叉用脑。脑的使用要注意不要在长时间处于同一状态,应是两种或三种状态交叉变换。比如看书、玩游戏、听歌唱歌三种方式变换进行。这是一种很好的用脑方式,能让神经细胞轮换休息,因而能避免神经系统进入紧张状态。

(2) 适当使用清肝降火的中药。有些人是属于肝火盛类型的,暴躁易怒。在精神紧张状态下较易激动引起肝火上升,肝火上升反过来又促成精神紧张,容易产生不良循环。平肝火可以打破这个循环。处方:柴胡12克、赤芍6克、白芍12克、龙胆草9克、栀子12克、黄芩9克、木香6克、甘草9克、枳壳12克、木通12克、钩藤15克、酸枣仁12克。或用中成药龙胆泻肝丸亦有效。

此法经过长期临床验证有效，有些较顽固难降的高血压，单用西药不能降压的，加用此方都能降下来。中医认为，精神活动与肝关系密切，肝火盛则脾气暴，精神就处于紧张状态。临床实践中，确实有不少这样的例子，肝火盛精神紧张、睡眠不好，使用安定类药物无效，甚至加大用量也不能使其进入睡眠状态。使用本方后就能平静下来，得以入眠。因为肝气得以舒展，火热得以消除，暴气也就消了。精神平和之后给以少量安定就能使其得到很好的睡眠，血压就能降下来。这是釜底抽薪之法。

严重的高血压或高血压危象时（收缩压超过 230 mmHg、舒张压超过 130 mmHg），其他降压药不能起作用。使用六烃季铵，可立即控制血压降至 140 mmHg/90 mmHg，这是危急时的可用之法。1979 年，广州市第一人民医院神经内科收治了一名高血压女性患者，当时血压为 240 mmHg/130 mmHg，头痛剧烈、烦躁。连续注射安定、利血平、硫酸镁，血压不能降下来。此时检查眼底，视神经乳头已经开始出现水肿，眼看病情行将恶化。医师们想到了六烃季铵，当即用 12.5 毫克加入葡萄糖缓慢注射，注药 20 毫升时，患者即已安静，清醒过来，测量血压为 110/70 mmHg。按照以往的经验，血压过高者突然明显下降容易引发脑血栓，因而立即停药。并改用阿拉明升压药滴注，将血压控制在 140/90 mmHg 范围。这是一例非常成功的控制血压的例子。关键点是药物以及用量的控制，及时使患者转危为安。

假性高血压也有少数例子，年龄都在 50～60 岁，血压升高，收缩压在 120～150 mmHg，舒张压在 110～120 mmHg，按照一般理论，这是进入动脉硬化期的高血压症，但是用各种降压方法都不能降压。于是详细检查分析病情，体征中只有脉弱一点，意思即是小动脉搏动力不足。加上一个偶然发现：这种高血压在饮酒后（六分醉意）竟降至正常。因此，在后来治疗中改用人参、黄芪等补药，以补心阳，结果血压平复了。据此看来，这是由于心阳不足导致的高血压假象，并非真性高血压。但医学上似乎没有假性高血压的说法，在此暂且以此称之。

5.14 冠　心　病

冠状动脉粥样硬化性心脏病，简称冠心病。除冠状动脉外，大动脉（胸主动脉）、中动脉（脑动脉和肾动脉）也是粥样硬化的好发部位。心脏的血液供给见图5–5。

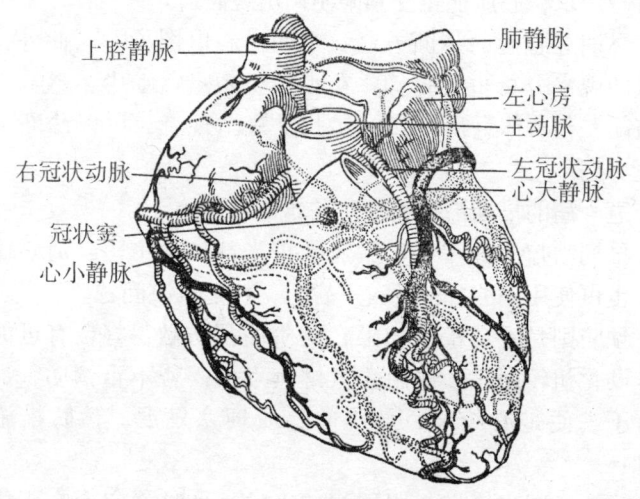

图5–5　心脏的血液供给

注：图片引自《医用人体学》。

粥样硬化的发生，是由于脂质中胆固醇沉积于动脉壁上，使动脉内膜发生溃疡。沉积在动脉壁弹力纤维层和肌层的脂质胆固醇，可使组织变脆、断裂、坏死、增生增厚。这些病变通常都呈环状出现，并且有黄色斑，因而称为粥样硬化。坏死部位由于钙的沉积形成环形钙化斑，由此造成永久性损害，丧失了动脉管的弹性功能，因而限制了血流量。

由于病变部位增厚，动脉管腔变窄，容易发生血栓而引起堵塞，使该供血区组织发生坏死。这种现象可发生在多个部位，比如脑、脾、肺等器官，发生在心肌的则称为心肌梗死。

冠心病的早期症状是心翳，皆因人兴奋或激动时，组织耗能增加，心脏需加快加强收缩来满足机体需要，同时自身也需要增加血流和氧供量。但冠状动脉由于粥样硬化不能满足自身需求，心肌能量受到限制而出现心翳。

早期冠心病的诊断方法：定期做心电图检查。此外，从症状的观察分析也可得知：在小量至中量运动中，感觉心前区翳闷，稍事休息后好转，如此反复出现者，可以诊断为早期冠心病。

冠心病的早期治疗和预防是非常重要的。

早期治疗较简单，口服冠脉扩张剂如潘生丁、消心痛等药，也可使用硝酸甘油片舌下含化，均能解决问题。

预防则是重要的，如果在此阶段预防做得好，有可能使粥样硬化扭转回来，或阻止其继续发展。若不重预防，那么发展下去便是心绞痛，最终向心肌梗塞发展。预防措施有三种：

第一，减少脂肪、胆固醇的来源。平时就应少吃脂质食物，如动物内脏、蛋黄等。到40岁，更应少吃，同时肉类也应减少，饭量也需适当减少，以减少脂质和胆固醇的来源，避免粥样硬化的发生和发展。

第二,使用降血脂、清除胆固醇的药物。烟酸肌醇酯是一种很好的药物,早晚各服 2 片就能产生效果。它能清除脂质和胆固醇,同时也能增加心脏的血流量。但现时市面常缺货,可用烟酸代替,烟酸的副作用虽然大些,但也无坏处,完全可以使用。此外,中药丹参也有作用,可用 10 克煎服或作煲汤料长期服用。

第三,神经精神调节,轻松缓和的精神状态可减缓粥样硬化的发展。多看一些关于哲理方面的书,明白事理,可不至于因小事而烦恼、因大事而不能自拔。同时坚持步行锻炼,每日步行 10 千米,对身心都很有益。

冠心病进一步发展则进入心绞痛阶段。原因是当心脏加速运动时,自身的血供和氧供不足。症状是在紧张或运动中突然发生的心前区针刺样疼痛,并向肩背部放射。疼痛的发作、持续时间短,通常是数十秒至数分钟,发作时有窒息感、面色苍白、出汗等伴随症状。发作过后一切恢复正常,常会反复发作,或数天一次,或一天数次不等,心电图检查可以确诊。

心绞痛的治疗:在心绞痛发作时立即舌下含化硝酸甘油片 1～2 片,可在 1 分钟内生效。因此,心绞痛患者应常备此药,以备急用。此外,中成药天王补心丹对本症也有作用。

心绞痛阶段需要系统的治疗,需长期服药并作心电图监测。心绞痛频频发作时,预示着心肌梗塞的可能发生,一旦发生心肌梗塞,将是极危重之症。首先要做的是安定情绪,镇静下来,不要紧张,随后须立即送医院抢救。

5.15 呃　　逆

呃逆，俗称"打嗝"，是一种不正常的状态，但它也不算一种独立的疾病，说它是症状也不全是。因此，在这里将它当做杂症讨论。呃逆有时很顽固难治，不可忽视。

呃逆的发生机理是短暂的、频密的、急促的、强烈的气流往上冲，当气流通过声带时就会发出"呃"的声音，这是呃逆的表现过程。从这个现象看，呃逆是气流的作用，发生声音是因为气流从肺出来，而且，强烈的气流也只能来自于肺而不是胃。肺气流的动力来自膈肌和肋间呼吸肌，可以明了：因为膈肌的短暂急剧收缩（类似癫痫小发作的抽搐）而产生呃逆。

要解释呃逆的神经反射通路，根据解剖学的记载及科学家的研究，可以得知：膈肌受膈神经支配（颈1～3节段发出的脊神经），而不受迷走神经支配；呼吸运动如果没有迷走神经的传入将不产生呼气动作；迷走神经支配肺、食道、贲门等。由此可推理出这样一个反射弧：感受器是贲门，传入神经是迷走神经的感觉纤维，中枢是延髓呼气中枢，传出神经是膈神经（颈1～3段），效应器是膈肌。一般反射弧的五个环节示例见图5-6。

没有反射弧就没有感觉和动作。根据这个通路，可以解释这样一个问题：呃逆的产生有时是因为吃了冷或热或辣的食物而引起，又可以因冷或热食物而中止。这是因为食物在贲门部刺激了迷走神经，引起了呼气中枢的过度兴奋产生呃逆，这是与食物有关的。本质应该是呼气中枢不正常，而且也是按节律性地发放过强的呼气信号，因此产生连续不断的呃逆症状。同时，呃逆不受大脑皮层的控制，直到呼气中枢得到一个新的刺激信号才能停止。因而，成为刺激源的食物可以互为因果地转换，即有时冷饮可引起呃逆，热饮可缓解，有时则反过来。

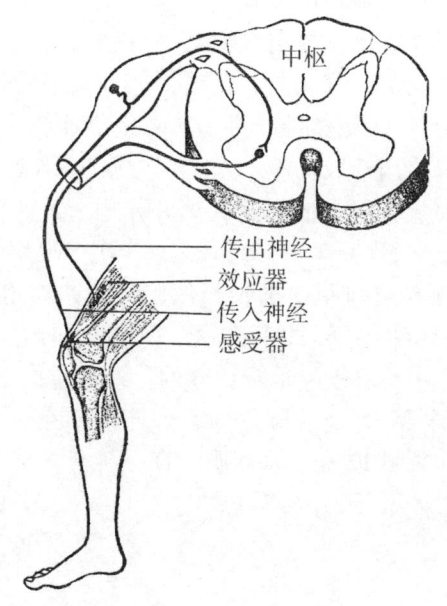

图 5-6　反射弧的五个环节

注：图片引自《医用人体学》。

神经细胞还有一种记忆功能。当大脑皮层进入抑制时（例如睡眠），下级神经元的兴奋性也受到一定程度的抑制。当大脑皮层由抑制转入兴奋，解除了对下级神经元的抑制后，下级神经元原来的异常兴奋灶，亦由记忆的作用重新表现出来。呃逆也是如此，睡眠时，呃逆可以停止，清醒后再发，如此连续发作多天。

中医学认为：呃逆是胃气上逆，属胃热证。尽管说不清道不明，但按照中医理论来立方用药却是很有效的。因此，可认为中药的作用很可能就是在感受器（贲门部）使迷走神经的传入信号归于正常，不再向呼气中枢发出过强的信息。因为使用中药后，呃逆的发作是完全可以中止的，而不是暂时有效。反过来观察，使用氯丙嗪这样强力有效的中枢安定作用的药物，反而有时无效。这就说明：从感受器入手可以起完全的作用，从中枢抑制入手，未必能够抑制。

呃逆的治疗用药较简单。西药：内服氯丙嗪，25毫克一次给药，氯丙嗪有很强的安定和镇吐作用。其次口服苯妥英钠（大仑丁），每次0.1克，每日2～3次，视病情可连服数日，该药有较好的抑制中枢神经细胞异常兴奋电位的作用。这些都是从中枢抑制入手的方法，往往能暂时有效，适用于顽固性呃逆。中药的效果是较稳固的，处方为：旋覆花9克、枳壳12克、麦芽15克、陈皮6克、柿蒂9克、栀子12克、炙甘草6克、香附12克。水煎服，日一剂。

5.16 便　　秘

正常人每天排便一次，超过两天不排便是为便秘。

便秘的原因有：大肠燥结、肺失肃降、消化功能紊乱等。

5.16.1 大肠燥结

多见于小儿及青年人，属热证。平素少喝水，少吃蔬菜，大肠水分吸收增加，使大便干燥，纤维素不足更使肠蠕动变

第5章 疾病各论

慢而成便秘。此症处理较简单，刺激大肠使之蠕动，产生排便即可。方法有：口服泻药、肥皂水灌肠、开塞露塞肛等。最简单之法是服中药番泻叶，此药不仅价廉且使用方便有效。用法：半岁用0.5克，半岁以上5岁以下用1克，成年人用3～6克，用开水泡服即可。但要注意，此药服后8小时左右排便，需算好时间使用。按上述剂量，多数是一次即排完，若剂量过大会排几次，或有腹痛不适。习惯性便秘者可连续使用几天。此外，多饮水，多吃蔬菜、果仁类食物（如芝麻、瓜子等）也可通便。

5.16.2 肺失肃降

有实证和虚证两种，实证者可按大肠燥结之法处理。虚证者多见于中老年人，属肺气虚证。肺与大肠相表里，肺虚，大肠亦虚，表现为无力排便，虽然大便并不干燥硬结，但因气力不足，终致排不出。治疗可用中药，用药法则是补气，自古医家的法则，用药时君、臣、佐、使每用其一味。然而也有另一种用法，比如补肺气的主药是黄芪，但因黄芪性燥，属阳中之阳，太刚，因此辅以党参，属阳中之阴，两者均为主药（君），效果更胜。打个比方，如三国演义定军山一回，孔明派黄忠为主将，恐其太刚，再派赵云同为主将，赵云则刚柔相济，结果两人互为相辅而得胜。这是用兵之道，用药也同理。黄芪、党参同为主药，尚嫌不足，还须为其开道者，当用通十二经之香附为使；还恐黄芪的燥性不足济，配以熟地黄的滋水功效以济之，熟地黄还有壮水行舟之效；因为肺失肃降，还须降之，用桑白皮以降肺气；还须佐，以桃仁润肠佐之，果仁类能润肠通便，瓜子仁也有此作用；再配甘草调和诸药，使其相互协调。以此理论得出一方：党参9克、黄芪9克、熟地黄30克、香附9克、桑白皮15克、桃仁9克、甘草6克,按君臣佐使之法组成一方,用于肺气虚之便秘。

5.16.3 消化功能紊乱

多见于小儿,因进食太杂,致使肠道内消化过剩或消化不完全的食物发酵产热,致湿热壅塞肠道,使消化功能紊乱而无便意。消化不完全、发酵产生的腐败物质对身体无好处。此症有厌食、腹胀、排便不畅或便秘,治疗亦以中药为主。处方:竹叶9克、灯心花10扎、黄芩6克、木香5克(后下)、枳壳6克、山楂6克、麦芽15克、炙甘草4克、莱菔子4克,水煎服。

竹叶、灯心花、黄芩同为渗湿清热药;木香、枳壳理气;莱菔子破结消积下气(注:莱菔子破性较烈,宜用小量,体质虚弱者不宜用);山楂、麦芽助消化,清理水谷之道;炙甘草温中;有虚者加党参。

此外,尚有维生素 B_1 缺乏症所致的便秘,可参考相关章节。

5.17 便 血

大便中带有肉眼可见的鲜血或暗红色血液,或黑便,或通过大便检查发现潜血阳性(除去食物因素影响)者,可称为便血。

食物中除血类之外,还有含铁质较高的食物如猪肝、菠菜等都会出现大便潜血的阳性反应,但通常都表现较轻,在"++"以内,病态的潜血反应多在"++"以上,两个"+"以下者要除去其他影响因素才有意义。

第 5 章 疾病各论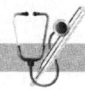

便血的直接原因是消化道有出血病灶,引起出血的疾病有很多,主要有以下几种。

5.17.1 溃疡病合并出血

患有胃及十二指肠溃疡者,如溃疡累及血管使之受到破损时或口服某些药物如强的松、水杨酸时,可引起出血。有些脑血管意外患者在抢救过程中使用了地塞米松,也可引起"应激性溃疡"而出现消化道出血。

应激性溃疡的发生机理尚不清楚。消化性溃疡则是胃病的一种,呈慢性发生、发展过程,通常有数年甚至数十年病史,有规律性胃痛的反复发作。当溃疡面损及血管时,就发生出血。

出血时,由于血液的碱性中和了胃酸的作用,使正在发生的胃痛立时得到缓解而止痛。

溃疡病出血属上消化道出血,症状以呕吐暗红色或咖啡色胃液和血块为主,随着消化道的蠕动、肠道的消化作用,最终排出黑色稀烂的大便,色黑有光泽,像柏油,因此称柏油样便,这是上消化道出血的特点。

根据长期胃痛的特殊病史,或经检查有溃疡病者,当出现吐血或柏油样便时,溃疡病合并出血的诊断即可成立。

治疗主要依赖外科手术。如不能做手术而需采用保守治疗者,或无手术条件时,可采用冰冻生理盐水加肾上腺素洗胃,反复洗胃直至回抽的胃液呈清澈无血为止。在溃疡病大出血中,此法可取得止血效果。其止血的原理,是因冰冻盐水和肾上腺素都能使破损的血管收缩,便于血小板凝集而达到止血的目的。

止血之后应输血,并同时使用止血药如云南白药、6-氨基己酸、氢氧化铝凝胶等。少量的出血,也可以口服药物止血,西咪替丁静脉滴注也可止血。

5.17.2 食道静脉曲张出血

食道静脉曲张出血原因多来自肝硬化。肝硬化晚期时,除有腹水、水肿外,经肝脏回流入心的肠系膜上下静脉同时因严重受阻而成郁血充盈状态。上静脉郁血形成食道静脉曲张,因食物的摩擦,容易破裂发生出血;下静脉郁血则引发痔疮形成。因此,食道静脉曲张出血之前就已有明确的肝硬化表现,通过病史、症状及检查不难发现。出血时,除呕吐暗红色血液、血块外,进入肠道的,则以柏油样便排出。

5.17.3 坏死性肠炎

坏死性肠炎也称出血性肠炎。本病是一危急重症,多发生在小儿,病死率较高,表现为肠管有节段性坏死。致病因素可能是产气荚膜杆菌,发病时有剧烈腹痛(持续性痛、阵发性加剧),发热或高热,并有全身中毒症状,发病甚为凶险,有些病例甚至在送往医院途中就会死亡。本病的特征表现是血水样便,性状如同洗肉水一样,有腐臭味。应尽早送医院救治,否则病死率很高。

5.17.4 肠套叠

肠套叠多发生于婴幼儿,是肠梗阻的一种形式。套叠部位易引起出血,量不多,无腥臭味。因持续腹痛,小儿会哭闹不停。腹部可触摸到条索状包块,无大便,只排出黏液样血便。小肠套叠者血便出现较迟,结肠套叠者血便出现较早。治疗以手术或手法复位为主。

5.17.5 钩虫病

钩虫主要在肠道吮吸肠壁血管的血液，因其习性喜欢频频移动位置，因此造成多点出血。因为长期少量出血，因此患者常呈慢性失血经过，以缺铁性贫血表现为主。钩虫数量少时，可以没有明显感觉，但当数量多时，可以出现黑便甚至略似柏油样便。大便潜血检查常呈阳性，成为便血。治疗以驱虫为主，辅以铁剂补血即可。详见本书"钩虫病"章节。

5.17.6 血管瘤

消化道血管瘤可致大出血。虽然此病较少见，但不是没有。以前曾有过一例胰头动脉瘤的病案，多次表现为消化道大出血（呕血），因为诊断不明，经剖腹探查术才发现是血管瘤。这类病的特征是周期性消化道出血。当血管瘤长至一定程度时破裂则造成出血（呕血或柏油样便），破裂之后，瘤体缩小，自动止血，当瘤体逐渐长大又再出血，有一定的周期性。除出血症状之外，无其他任何症状。根据这一特点，可以考虑本病的可能，治疗的主要方法是手术摘除瘤体。

5.17.7 菌痢

是肠道传染病的一种，病原体是沙门菌属痢疾杆菌，通过饮食途径传染。

本病虽然有便血（因肠道炎症、浅表溃疡所致），但特征表现明显，不属于腹泻，虽然大便次数可达十余次之多，但量少，呈黏液脓血样。里急后重感明显（便意急，难拉出），部分病例可发热，大便常规检查容易明确诊断。

治疗以使用抗生素为主，呋喃唑酮（痢特灵）、磺胺脒、氟哌酸等抗生素选择两种合用均有较好效果，通常经大剂量抗生素使用后，病情能很快得到控制。

中毒型痢疾是儿科的重症。由于大量的细菌内毒素作用，发病之始即可出现高热 40 ℃，之后很快进入昏迷。直肠拭子检查才能发现血便，细菌培养才能确诊，这是危急重症，需抢救。

5.17.8　直肠息肉

直肠息肉是肠道（主要是直肠）黏膜发生的类似肉芽组织的赘生物。其发病原因不甚清楚，可能是由于干燥粪块的推移摩擦，对肠壁黏膜造成损伤，之后由于组织修复过度而成，或者是由于直接机械摩擦而成。通常数量为 1～2 个，少数病例可多至 10 个以上。

本病基本无症状，通常表现为大便之末带血，肉眼可见血色鲜红，附在粪块末端表面，不与粪质混合。这是因为干燥粪块损伤了息肉的毛细血管造成出血，因为出血慢，所以黏附于粪块的中后段。因出血量不多，容易自止，也容易再次出血，如此表现为慢性出血，这是本病的特点，主要治疗方法是手术摘除息肉。

5.17.9　痔疮

痔疮是便血较常见的原因之一，一般发生在中年以上人群。

痔疮的本质是肛门内黏膜的静脉团，因静脉回流障碍，动脉端压力高而发生静脉曲张成团，肿胀成为痔。因为是血管团，容易受粪块摩擦而出血，有时损伤到一些较大的血管，呈喷射状出血，甚吓人。一般诊断不难，详见本书"痔疮"相关内容。

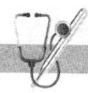

5.17.10 肛裂

肛裂多发生在较年长的儿童，因该龄期儿童多未能养成每天排便的习惯，粪块积聚两三天后则硬结、变大。需用力才能排出。同时又因内热重，肛柱组织变脆，容易出现破裂出血。

第一次出现肛裂时，由于排便的神经反射掩盖了痛觉，当第二次排便时，肛柱的张开即牵拉肛裂部位引起疼痛，故多不敢排便。待到排便的神经反射占主导时，肛裂则会加剧，或引起新的肛裂。

初始症状是排便后肛门痛，粪块带鲜血，量不多。以后每次排便都痛，严重的则表现为粪块未排出之前就痛或有鲜血滴出。

本病诊断不难，详细了解病史即可作出诊断，或者检查肛门可见裂痕。治疗主要用中药。

如果肛裂合并感染则局部红肿、疼痛明显（肛裂多是排便时痛，便后一般不痛，如疼痛持续存在，表示多有感染），甚至可发热，此时需用抗生素，用百炎净或呋喃唑酮，加消炎药双氯灭痛口服。待感染好转后，如便血不止者再用中药。

中药治疗最好是两步并行：

第一步用止血、止痛、生肌之法。处方：黄芩9克、黄柏9克、甘草9克、牡丹皮9克、白茅根12克、藕节12克、地榆6克、黄芪5克、麦冬10克。水煎服，每日一剂，连用三四天。方中黄芩、黄柏、牡丹皮、麦冬清热凉血生津，白茅根、藕节、地榆凉血止血，黄芪生肌愈合伤口。连服几日基本可以止血止痛生肌，使肛裂愈合。

第二步用番泻叶每晚9点开水泡服，连用几天，与中药煎剂同日开始用。这是很重要的一步,因番泻叶在服后八九个小时就会排便,而且排得快而完全。这样就可以避免肛裂的再次发生(通常排便动作过久、用力过大都会导致肛裂发生,番泻叶能恰到好处地解决这一问题。除此之外,心肌梗死愈后初期的患者也适用此法)。几天之后,肛裂处便可生长、愈合牢固。这在很多病例的应用中都得到了验证。但番泻叶的用量必须恰到好处,用量过少不能达到效果,用量过多会致排便多次也未必能达到满意效果。较好的用量是5岁以下1克,5~13岁1.5克。或者视用药反应而定,若用药后排便2次以上者,可减量,使之排便1次最好。

5.18 腹股沟斜疝

器官或组织的一部分超出本位而突向其他组织,这就是疝。临床上常见的疝有腹股沟斜疝、脐疝、脑疝等。脑疝最严重,常危及生命;脐疝最轻;腹股沟斜疝有时也可转为嵌顿疝(绞窄)而成急症,需外科手术。

腹股沟斜疝只发生于男性,发生于女性的称直疝。多见于儿童、青年及老年人。

在胎儿发育至成熟时,睾丸从腹内下降,通过内层腹肌夹角构成的内口向前下斜行,至外层腹肌夹角构成的出口下降至阴囊。在腹壁肌肉间的通道称腹股沟管,通过腹股沟管的组织有输精管、动脉、静脉、神经等,总称为精索。睾丸下行后,若腹股沟管的内口和外口未能适当闭合,或者闭合不固,由于腹内压力的作用,小肠组织突入内口,沿腹股沟管、出口下行至阴囊,此称为腹股沟斜疝。

第 5 章　疾病各论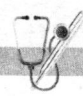

本病临床表现为腹股沟至阴囊有肿物，柔软，触之有时有气体移动的感觉，但其实际上是小肠组织。初起时平卧可以回纳（复位），站立或腹压增高如用力吹气时肿块突出，小儿则哭闹时可见突出。如果突出时间过长不能回缩，肠道的蠕动使消化物和气体通过此处时停滞而导致肿块增大变实。此时始有痛感，腹股沟管口因痛感刺激而收缩，突出的小肠因气体充入而增大，如此则形成嵌顿（绞窄），通常认为斜疝突出超过 36 小时不能复位者，容易发生嵌顿而成为急症。嵌顿疝的实质是肠系膜血管受压力作用，血流减少乃至中断，这时就会发生肠管的变性、肿胀和坏死，产生剧烈疼痛。

本病的发病原理在西医方面是比较清楚的，但药物治疗无甚进展，所以只能靠手术治疗。早期通过手法固定，可使之自愈。

在中医方面，此病则与内脏下垂同理，认为是中气不足，腹壁较薄弱，小肠不能固安本位而向外脱出。理论解释虽不透彻，但药物治疗有效。

基本治则是补中益气，处方见后。但要想得到期望的效果，必须依照各人对药的反应来调整剂量。重点是黄芪与升麻，因为它们的作用是升举中气，用量过大会有腹部不适、气往上逆的感觉，因为难受患者可能会拒绝用药。应该知道，用药量过大过小都是不对的，比如有些人每用黄芪必用 30 克，不见得有效，回过来用 9 克却有效，这些例子是有的。又如治疗肾炎，使用免疫抑制方法，用强的松 60 毫克 12 片早晨一次顿服，不但病情不见好转，反而副作用（向心性肥胖）尽显出来。后来改用 10 毫克 2 片分早晚服，反而有效，向心性肥胖也慢慢消失。由此说明用药是有讲究的。治疗本症用黄芪、升麻需采用逐渐加量法。每日配药一剂，黄芪从 6 克开始，视用药反应直加至 15 克止；升麻从 3 克或 6 克开始，每日加

1克,直加到小儿8克,成人9～12克止。这个量可称为饱和量,然后按此量作疗程使用。这是说用药量的问题,笔者也曾用过补中益气(按使用说明)治疗斜疝,结果很长时间未见效,改用上述方法,则多在20天内见效。

下面介绍几个病例。

实例一:张某,男,2岁半,在1岁半时患腹股沟斜疝,开始时只局限在腹股沟管,未作处理,后来渐下降,突出外口向阴囊下移,无痛,平卧时可回纳。使用人工固定法待其自愈,做法:做一只2.5厘米×2.5厘米的布袋子,内装米,将疝回纳后用手指顺道探之,可摸到一口子,似指尖大小,用米袋将此口子压住,然后用丁字弹性带固定。晚上睡觉时解开,白天系上。丁字带做法:用3厘米宽的弹性胶带横绕下腹部(像裤带一样),然后在疝上方(米袋子上方)连一条带子,压住米袋,向下绕至后面与后横带连接即成。两条成丁字形的带子都要调好松紧度,这样疝就不能突出来。如此经过近一年,解除带子,数月无事,以为自愈。两岁半时因哭闹而致疝突出约乒乓球大,超过24小时不能回纳,再观察至30小时仍不动,此时已有痛感。当即肌注鲁米那1/2支,手指按着疝不松,逐渐加压并搓动,待疝内气体排空后变小而回纳。此后再也没突出,全过程也没使用药物治疗。当时如不采用这种手法复位,超过36小时后,或因肠段变性坏死,则只能做手术治疗,这是1984年的事。

实例二:郑某,男,72岁,因其他病住院。本身有腹股沟斜疝,由于近来经常自行复位,自己已懂得应付,因此未作手术治疗。一天,脱出后无法复位,已超过24小时,感觉轻度疼痛,值班医生呼叫会诊,即往视之。见斜疝范围达8厘米×8厘米,触之较胀,不能往回送,用力则痛,考虑是充气所致嵌顿。以五个手指将疝全捏住,一边跟患者谈话以分散

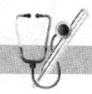

其注意力,一边轻轻揉动,逐渐加力,感觉气体有排出,体积缩小,再加力排气后,回复。这是对症处理方法,急则治其标,关键点是排气或将肠内容物排出,然后疝体变小,可以回纳。

实例三:某男,年近60岁。患腹股沟斜疝半年,经常脱出,平卧可复位,因此来诊。使用中药:党参9克、黄芪6克、柴胡12克、黄芩9克、木香9克、升麻4克、炙甘草6克、陈皮6克、枳壳12克、白术12克。服药一剂,无口干、咽痛,无腹胀腹痛、上逆等反应。第二剂用黄芪9克、升麻6克,第三剂黄芪12克、升麻8克,均无反应。第四剂黄芪12克、升麻10克。第五剂黄芪15克,加熟地黄20克、升麻12克。第六剂升麻用至15克,服后有反应,觉气往上逆,腹部不适,食欲减退。第七剂升麻减为12克,其他药量不变,连续服药至第十五日,斜疝已渐渐回复,没有脱出。将升麻改为9克,隔日服一剂,三剂后停药,此后,没有再发现斜疝脱出。

这是笔者从医第一例用中药成功治疗腹股沟斜疝的病例,时在1984年。此后以同样方法治疗过多例斜疝与胃下垂者,升麻最大用量至12克,最小量8克,黄芪在小儿用至9克、成人15克,效果都好。总之,要根据用药反应来调整用量。

基本方剂:党参9克、黄芪6克、柴胡12克、黄芩9克、木香9克(后下)、升麻6克、炙甘草6克、陈皮6克、枳壳12克、白术12克。

小儿酌减。黄芪用至大量时可适当加熟地黄以制热性。

5.19 内耳眩晕症（美尼尔氏综合征）

本病为发作性眩晕病，发病时间 2～7 天不等，发作周期为 1 周至半年或 2 年不等。以青壮年发病者居多，60 岁以后则渐少，男女差别不大。图 5-7 为内耳结构。

发病机理是内耳迷路血管痉挛，引致迷路水肿，压力刺激前庭神经末梢，引起眩晕。发病机理和晕车晕船相似，致病原因目前还不清楚。

眩晕发作时人会感觉天旋地转，不能站立，不能睁眼，因为睁眼会加重眩晕，并伴有呕吐。发作时间为 1 周左右，发作过后一切正常，以后还会反复发作。

根据发作性、旋转性眩晕，伴呕吐，诊断不难。

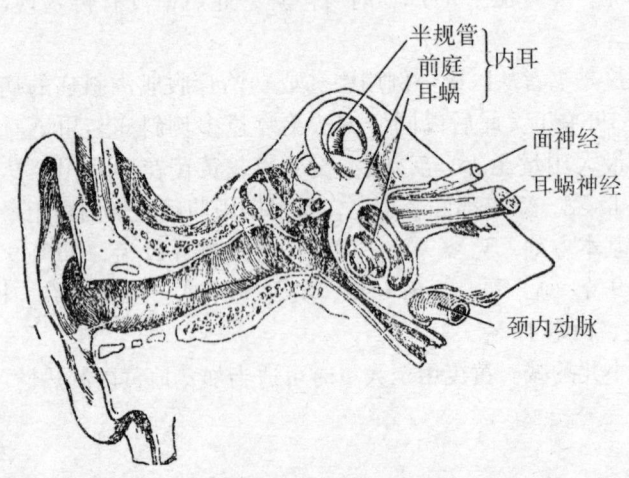

图 5-7 内耳结构

注：图片引自《医用人体学》。

第5章 疾病各论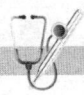

治疗：眩晕较剧烈，或伴呕吐较剧烈的，可静脉滴注阿托品1毫克。不太严重者可给予肌注阿托品0.5～1毫克，轻至中症者口服药物可缓解：阿托品0.3～0.6毫克，烟酰胺0.1克，脑脉宁50毫克，大仓丁0.1克，维生素B_1 20毫克，每日服3次。

解说：当内耳迷路血管痉挛时，局部压力增高，血管壁的通透性增加，水分渗出至迷路，造成水肿发生眩晕。阿托品能迅速解除血管痉挛，烟酰胺、脑脉宁对血管的松弛作用和维生素B_1对血管壁的致密作用可使渗出终止，增加水分回收。迷路水肿很快可以消除，发病也就终止。大仓丁能减低神经细胞的生物电传播，降低异常兴奋灶，起辅助治疗作用。综合起来的作用为：①解除痉挛，消除水肿，终止眩晕发作；②抑制神经系统，减轻症状。

本病的发生也很常见，除了症状较重，特别是呕吐较严重者需注射给药外，多数病例采用口服药都有效。

实例一：某女性，30岁。于某日清晨欲起床时突然发生眩晕，很快即感觉严重，天旋地转，张目时眩晕更甚，呕吐两次，量不多，为胃液，无发热。因不能起床，遂叫出诊。至诊视之，患者紧闭双目，不敢动，询问既往无同样病史。检查血压正常，无其他特殊发现，诊断为内耳眩晕症（美尼尔氏综合征）。即给予肌注阿托品1毫克、口服大仓丁0.1克、烟酰胺0.1克、脑脉宁50毫克、阿托品0.3毫克、维生素B_1及谷维素各20毫克。1小时后，眩晕明显减轻，能起床，服药两天愈。

实例二：李某，男性，40岁，反复发作眩晕已3年。近来发作较频，约2周后发作一次，均较轻，有时觉轻微旋转，无呕吐，能行走。给服阿托品、烟酰胺、脑脉宁、维生素B_1等药。服药后眩晕停止，约两周再发，如此反复发作和反复治疗约 3 个月，以后两年多未有再发。

5.20　血管性头痛

本病是由于脑部血管的紧张收缩或舒张失常而引起的头痛，病因尚不明确，可能与内分泌不平衡有关。

本病以血管收缩或痉挛者居多，所以亦称血管紧张性头痛；又多以一侧头痛居多，所以又称偏头痛。诱因与精神紧张有关，也与妇女月经有关。

发病时多表现为一侧头痛，以中等程度居多，头痛较剧烈时不分日夜，常影响睡眠。呈发作性，通常持续数天至十数天，最长者可有两个月以上，发作间期感觉正常。

治疗：西药治疗效果较快，但往往是暂时性的，疗效不稳固。加用中药则效果较好较稳固，所以，最好是中西药合用。西药处方：口服脑脉宁 100 毫克、阿托品 0.3 毫克、烟酰胺 0.1 克、大仑丁 0.1 克、维生素 B_1 与维生素 B_6 各 20 毫克。睡前服安定片 5 毫克。

中药处方：代赭石 30 克（先煎）、旋覆花 9 克、川芎 6 克、苍术 9 克、熟地黄 20 克、丹参 9 克、香附 12 克、牡丹皮 12 克、羌活 9 克。

本方是依据升清降浊、活血通经、滋阴降火之法组方。川芎、苍术为升，代赭石、旋覆花为降（中医云百花皆升，旋覆独降），熟地黄、牡丹皮滋水降火，香附、丹参通经活血，羌活引药上行。

本方曾治疗过多例顽固性偏头痛者，有些是单用本方治疗且一剂显效的，有些是与西药共治的，都有可靠效果。

第 5 章 疾病各论

5.21 失 眠 症

失眠是一种症状,之所以称本病为失眠症,是因为失眠是其主要症状。

持续每晚睡眠不足3小时者,可视为失眠。失眠的原因很多,所有影响精神活动的内外因素刺激过强,都会引致失眠。在这里仅讨论由内因所致的失眠。

5.21.1 神经衰弱

神经衰弱是最常见的失眠原因。神经衰弱的实质是什么?较准确一点的理解是指神经系统的功能不稳定。高级神经元(大脑皮层神经细胞)的活动实则是一个兴奋与抑制的对立统一过程。正常情况下,随着条件反射及第二信号系统的不断积累和完善(即实践经验和知识),兴奋和抑制是能够很好地协调和统一的。白天兴奋而清醒,晚上抑制而睡眠,经过多次反复之后,神经细胞就形成了这种条件反射,神经细胞的记忆也形成了生物钟。但在其功能不稳定的时候,轻微的刺激即可引起过强过久的兴奋,抑制不能相对地加强,过强过久的兴奋继而转入疲劳状态,因而平衡被打乱。该抑制时(睡眠)兴奋占了主导地位因而不能睡眠,该兴奋时又因疲劳而兴奋不足、不持久,此即称为神经衰弱。

从中医理论来看,抑制属阴,兴奋属阳,阴虚则抑制力不足,阳盛则兴奋过强。阳盛中有虚,阳中也有阴阳,阳中之阳虚,即疲劳,概括起来就是阴阳失调,阴虚之后继而阳虚。

神经衰弱的原因，主要是心血不足。中医脏腑辨证中说"心主神明"，神明即人的精神活动（神经兴奋性）。血属阴，是物质（营养物质与氧气），心血（阴）不足导致脑的抑制（阴）不足，表现为脑的抑制力下降，兴奋则相对增强，对外界刺激敏感。脑的营养物质（阴）不足也必然导致兴奋性（阳）下降。这是大脑皮层精神活动方面。另外，因累及植物神经系统（内脏神经），内脏的功能活动也同时受影响。

症状：神经衰弱表现的是一组症状群，主要分两部分。①表现为大脑皮层功能的症状：失眠、多梦，严重时可整夜不眠，头昏头痛、精神不振、注意力不集中、健忘、易疲劳、焦虑等。②表现为植物神经系统功能的症状：易惊、心慌、心悸、烦躁、易激动、易怒、食欲不振、胸闷、嗳气、恶心、便秘、易出汗等。

诊断：根据症状可以诊断。因为神经衰弱是功能性病患，仪器检查只是排除其他实质性病变。本身的各项检查基本正常。

治疗：西药予烟酸或烟酰胺0.1克、脑脉宁0.1克、维生素B_1和维生素B_6各20毫克、谷维素20毫克，口服每日3次，安定片5毫克睡前服。

中药：熟地黄20克、丹参9克、当归6克、麦冬12克、栀子12克、石菖蒲12克、钩藤15克、酸枣仁12克、桃仁6克、远志9克、玄参12克、牡丹皮12克。水煎，晚上服，每日1剂。

解说：西药和中药两组治疗方案，可单用也可合用，合用最好，两者目的相同，方法却有很大差异。

西药方面，烟酸和脑脉宁都能舒张脑血管，增加脑的血流量；维生素B_1、维生素B_6、谷维素都是营养药，增加脑的能量，这都是从物质方面（阴）起调节作用；安定片睡前服

（兴奋性过高的患者也可白天分3次服半片），起抑制作用，实质就是调节阴阳平衡。一般病症是有效的。对于顽固的病症，有时要使用冬眠灵，用量甚至达到6片才有效，当然是逐渐加量，不是骤然使用大剂量。

中药方面，熟地黄、丹参、当归、麦冬、玄参都是补血之药，用这么多主药是取其各自所长融为一体以加强药效之意，合则力大；栀子降火，抑制过分的阳火；石菖蒲通心阳，提升不足之阳；钩藤、酸枣仁宁心安神，使心力趋于平稳有力，神智趋于冷静，不易过激；远志交通心肾，使之水火相济；牡丹皮泻虚火。这样用药的目的也是调节阴阳，使归一统。但意境更高，标本兼治，从本质上发挥治疗作用。

西药作用快，当天即可获得好的睡眠，轻症者多能有效，重者或病程长者则不甚理想。中药则不论轻重者均有效，有的患者服两剂能维持数月之久。

5.21.2 肝热

失眠的另一个病因是肝热。肝热有肝气郁结、肝阳上亢之别，都是热证，都是有各自特点和治疗法则的病症，它们都有失眠这一共同症状。

上文说的神经衰弱是失眠加心血不足的症状为主，如心悸、心慌、多梦、易出汗等。本文的肝气郁结是失眠加肝郁之症，如易激动、易怒、烦躁、食欲不振、嗳气、恶心、便秘等。

肝是将军之官，肝阳上亢时主脾气暴躁、血压增高等，并有失眠。

治疗：西药同前所述。中药的应用，肝气郁结者以疏肝解郁为主，肝阳上亢者以清泻肝火为主。但这只是理论上的说法，实际案例并无明确分界。本书列举了一个共治之方：

柴胡 15 克、龙胆草 9 克、栀子 12 克、黄芩 9 克、枳壳 12 克、甘草 9 克、白芍 12 克、钩藤 15 克、木香 6 克、木通 12 克。

解说：柴胡是舒肝主药，要重用；龙胆草清泻肝火最有力；栀子、黄芩清热除湿；木通泻肝热，类似釜底抽薪的作用；枳壳、木香理气解郁；甘草和肝；白芍敛肝；钩藤息风安神，合则起到疏肝解郁、清热泻火、平和肝气等作用。肝热既除、郁结既解，则肝郁之症状得以消除，阴阳得以调和，即能入睡。加上西药的作用，更能促成效果，也是标本兼治之法。

5.22 结核病

结核病是人们比较熟悉的肺部传染病，通过呼吸道、消化道和皮肤伤口传染。结核病虽然以肺部发病为主，但实际上全身都可以发病，其中比较常见的是肠结核、结核性腹膜炎、肾结核、淋巴结核、骨结核、结核性脑膜炎等。

由于链霉素和卡介苗的发现，结核病得到了有效的治疗和预防，因此，发病率已大大减少了。除了肺结核，其他部位的结核病已很少发生，这要归因于科学的研究和社会的进步。

但在以前，结核病严重成灾，曾经是人类寿命的第一大杀手。一旦染上，大多数都难治。特别是在社会动乱、自然灾害频发的年代，结核病更成为人类的严重威胁。

卡介苗是科学家对结核杆菌经过 13 代培养之后，发现其致病力已消失，但仍存在抗原性，因而用于结核病的预防，并起到了重要的作用。注射卡介苗之后，注射部位就会产生

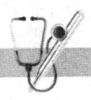

"炎症"反应，这是人体免疫系统的反应，经过反应之后将结核杆菌包围、固定在局部，并不将其杀灭，由此而源源不断地对其产生免疫。这种现象称为传染性免疫。亦即是有菌免疫，如果细菌被杀灭，经过一段时间之后，免疫力就消失了。

在未有卡介苗之前，很多人感染了结核菌，如果数量不多，人的体质强壮，虽然在身体某处形成了一个结核病灶，但由于免疫功能良好，通常能将病灶包围形成纤维化，最后钙化。病灶内的结核菌就成为免疫源，刺激人体产生免疫，这就是传染性免疫。如果细菌数量多，人体抵抗力低下时，就会发生结核病。

初发的结核病大多是由呼吸道传入引起的肺结核，发病缓慢。首先在肺部（多在上肺）形成炎症病灶，充血、浸润，逐渐被白细胞、淋巴细胞包围形成结节，即结核结节，此时也可以趋向好转。如果细菌数量多，则可出现坏死。坏死部分是大量白细胞吞噬细菌后的死亡，因此，坏死部分为干性白色，称干酪样坏死。坏死物通过咳嗽排出而形成空洞，最后通过纤维化、钙化愈合。

结核病的体内播散：如果人体抵抗力相当低下，进入肺部的结核菌数量多，容易进入血流，引起急性粟粒性结核，并随血行播散全身。肺结核开放有排菌时，细菌随痰液经吞咽进入消化道可引起肠结核及结核性腹膜炎等。

结核病的症状：通常的共有症状包括午后潮热（即下午3点后至晚间有低热，38℃内）、乏力、食欲不振、盗汗、耳鸣等。如果没有结核病，仅仅是这些症状也是常见的，在中医范畴，这些都是阴虚内热之症。如果有结核病，则有结核病的特征表现，在肺则有咳嗽、胸痛，严重者咳血、呼吸困难。肺结核的表现很复杂，有的是以急性高热为主要表现的急性粟粒性结核；有的可毫无症状而在体检中发现；有的则以咯血或大咯血为首发症状。咯血是咳嗽时咳出的血，呈鲜红色；吐血是呕吐时带出的血，呈暗红色，且常伴有胃液或食物，二者不难鉴别。还有一种是用力咳嗽或连续咳之后带出血丝状或少量的咳血，亦是鲜红色，那是由咽喉部微血管破裂所致，这种咳血多伴有咽干、咽痒或咽痛，且出血量少，这些应注意鉴别。

其他部位的结核如肠结核有大便的改变，通过大便检查，查找抗酸杆菌可诊断；结核性腹膜炎在腹部检查时，腹壁有特殊的"搓面团"样感觉；肾结核有乳白色尿；骨结核有冷脓疡；等等。不过，待到特征性症状出现时，已发病相当一段时间了。X线检查、旧结核菌素试验是结核病的主要诊断方法。

因此，有下列情况时应考虑患结核的可能：

（1）有阴虚症候如午后潮热、盗汗、夜间口干、乏力、消瘦，并有咳嗽、胸痛者。

（2）长期咳嗽，有胸痛或咳血者。

诊断结核病最终仍要依赖X线拍片，多个部位、不同阶段的结核病灶均可通过X线片显示出来。另外，旧结核菌素试验（OT试验）阳性表示有免疫，强阳性表示有结核杆菌感染。

治疗：以前均以链霉素、雷米封、对氨水杨酸为第一线抗结核药。效果虽然肯定，但由于链霉素毒性大，且需肌注，使用不大方便。曾有不少病例因注射链霉素引起神经性耳聋的毒性反应，那是不可逆的，一旦发生就难以回复。目前，究竟链霉素还能否作第一线药尚未有定论，然而新一代的利福平、乙胺丁醇等药的效果相当好，应当将利福平、乙胺丁醇、雷米封作为第一线药。

用法：利福平0.6克/日、乙胺丁醇0.6克/日，分2～

第5章 疾病各论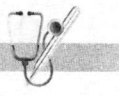

3次口服，连服4～6个月，期间复查X线片，视效果而定。纤维化病灶用利福平0.6克/日、雷米封0.3克/日，分3次口服，雷米封有较强的穿透力，可以杀灭纤维化病灶内的结核杆菌，可以治愈结核病。

实例一：杨某，男，30岁。从事出租车服务业。1999年初，因突发咳血300毫升，到医院检查，拍片显示左上肺有一个直径4厘米的病灶，诊断为肺囊肿，建议手术治疗。患者不愿手术，后又咳血一次，量同前次差不多，因而携X光片前来就诊。患者当时除轻微咳嗽及间有轻微胸痛外，无其他任何症状，也无体重下降，仍继续上班。从X线片看左上肺可见一约4厘米病灶，但不太像结核灶，经请胸科医师阅片后确定为结核病。遂给予抗结核治疗：利福平0.15克，日服4次，乙胺丁醇0.25克、维生素B_1 30毫克、维生素C 0.2克，日服3次。服药后1周未再次出血，咳嗽减少，服药1个月后症状消失。患者仍继续工作，嘱其服药半年，服至3个月，患者自认为病已愈，自行停药。

至1999年8月，病情复发，又再咳血一次，量约50毫升。其时本诊所已迁移，患者至11月寻至本诊所继续治疗，再服药3个月，治愈。

实例二：邱某，男，48岁。一向务农，身体壮实，于2005年，半年间明显消瘦，体重下降10多公斤，除轻微咳嗽外无其他任何症状。到某地区医院检查发现肺结核，因治疗两周感觉不满意而来本诊所。因笔者与患者是朋友，遂介绍他购买利福平、乙胺丁醇，并按医嘱服用。半年后，肺结核治愈，身体康复，体重回复从前。

5.23 甲　亢

甲亢全名是甲状腺功能亢进症，是一内分泌疾病。

关于甲亢的病因，内科文献报道的有几种法说，有认同神经体液调节学说的；有认为是垂体促甲状腺激素释放素增多，使促甲状腺激素分泌增多，从而使甲状腺增大，出现甲亢现象，但有很多病例甲状腺素虽然增多，而促甲素反而减少的；有认为是自身免疫因素所致，因为甲亢患者绝大多数有抗甲状腺抗体，甲状腺间质中有大量淋巴细胞浸润；等等。但都不能令人满意地解释甲亢的致病原因及发病转归。

既然顺向地从原因—发病机制—病理生理—临床变化难以解释透彻，那么，我们是否可以从逆向思维的角度去解释问题呢？人类的思维方式大致有两种，一种从原因分析得出结果，这是顺向思维，比如"万般皆下品，唯有读书高"，就是根据读书—踏入仕途—升官—荣华富贵的思路；另一种是根据结果分析原因，比如福尔摩斯探案，没有人告诉他谁是作案者、作案动机及案发过程，而是从结果—经过—原因分析过程，这是逆向思维，也就是推理。实际上，人们更多的是用逆向思维去认知事物的。

我们试着从甲亢的治疗结果去作逆向分析看看。

首先看病例：李某，男性，36岁，广州近郊江夏村人。1991年，时值国民经济转型之际，谋生复杂，以及某些特殊原因，思想负担颇重。在不知不觉中，由朋友发现其突眼、消瘦、颈肿大。询问病史有盗汗、心跳、食欲亢进，检查发现有手震颤。查血T3、T4及促甲素均高。甲亢的诊断成立。

用他巴唑治疗，他巴唑抑制甲状腺素合成的作用是肯定的。常规用量是 40 毫克/日，但用药一个月仍不见好转，症状完全无改善。当时分析病情，有一点引起了注意，就是促甲素水平高。按理，甲亢时由于甲状腺素的增多，促甲素应减少才是，为何会相反？在这种情况下，甲状腺素（药物）应是不宜使用的。再三考虑，决定加用稍低于常规量的药用甲状腺素 80 毫克/日试试看，以期通过反馈作用来抑制促甲素的分泌。结果用药 10 多天，效果就显示出来了：心跳、盗汗、手颤、食欲亢进等症状好转，用药至 1 个月，突眼消退，肿大的甲状腺渐回复正常，症状全部消失，体重回升。将甲状腺素剂量减至 40 毫克/日，服至 4 个月观察病情平稳，症状无再发而停药，追踪至 2010 年未见再复发。此后治疗过 10 多例甲亢患者，都使用他巴唑和甲状腺素联合用药而治愈，服药时间短者半年，长者一年，停药后均未见复发。

这就是结果：他巴唑和甲状腺素合用治愈甲亢。

如何逆向分析？为方便叙述，首先应弄清两个问题：一是甲状腺与垂体之间的生理关系，二是甲状腺素的作用。

5.23.1　甲状腺和垂体之间的生理关系

甲状腺合成甲状腺素分泌入血液，甲状腺受垂体促甲素的调节。比如：血液中甲状腺素少了，垂体就分泌出促甲素使甲状腺增大，增加甲状腺素的分泌，相反也是一样。血液中甲状腺素与促甲素的浓度起着协调甲状腺与垂体的平衡作用。以此来维持内分泌的正常，这种作用称为反馈作用。

5.23.2　甲状腺素的作用

甲状腺素是调节物质代谢的内分泌激素，当人体处于兴奋状态、耗能增加时，甲状腺素的分泌就会增加，以加速物质代谢、加大产能以供消耗；当人体处于静止状态如睡眠时，只有心跳、呼吸、脑的做梦和胃肠消化过程需要耗能，这是最低最起码的耗能。此时甲状腺素的分泌就会降至最低，以仅能维持最低的能量消耗为度，这就是通常说的"基础代谢"。

这两个问题清楚之后，我们再来看他巴唑和甲状腺素的作用效果：

首先，他巴唑抑制甲状腺素合成是有效的，但用药后为什么无效呢？要解释这一问题，我们不妨先作一个假设：甲亢时的甲状腺素有合格和不合格两种。不合格的占多数，合格的数量不够，他巴唑只对合格的甲状腺素合成有抑制作用，因为合格的甲状腺素不足，所以他巴唑无效。

图5-8为甲状腺形态。

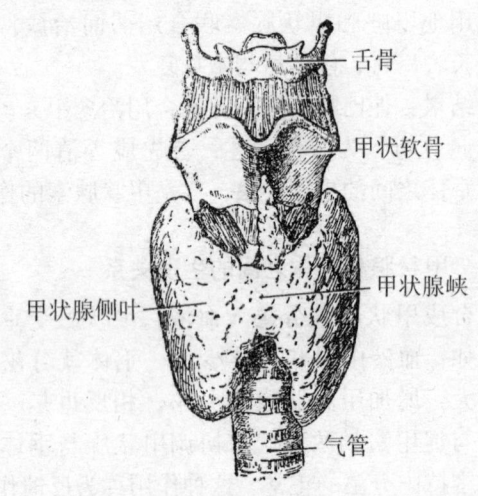

图5-8 甲状腺形态

注：图片引自《医用人体学》。

垂体对合格的也就是正常的甲状腺素起反应，当甲状腺素水平低时，垂体分泌促甲素，促使甲状腺组织生长，以生

第5章 疾病各论

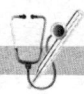

产足够的甲状腺素；当甲状腺素水平高时，垂体不分泌或少分泌促甲素，甲状腺组织缺少了促甲素，因而组织变小，甲状腺素分泌减少。这是内分泌系统的反馈调节作用，前者是正反馈，后者是负反馈，都是指正常状态而言。

甲亢时，既然甲状腺素水平那么高，为什么垂体还要分泌促甲素呢？那就只有一种解释了，就是正常状态的甲状腺素不足。换句话说，大量的不正常的甲状腺素，肯定有不同程度的生理作用，因而使代谢率升高，身体出现症状；但垂体是不认可的，因此不产生反馈作用，反而因正常状态的甲状腺素不足而不断地分泌促甲素，这就是问题的症结所在。

当我们投入了药物甲状腺素之后，因为这是合格的甲状腺素，得到垂体的认可，因而促甲素分泌减少，肿大的甲状腺渐回复。

现在的问题是：不合格的甲状腺素为什么会产生？我们相信什么人都会出错这个观点。甲状腺会不会出错呢？我们假设它也会。因此，某些个体处在异常的兴奋状态下，代谢率增高，对甲状腺素有需要（或急需）时，甲状腺偏偏出错，生产了不合格的甲状腺素，而正常的甲状腺素不足，使垂体分泌促甲素以促使甲状腺增大。于是，更多的不合格产物出现，如此形成了一个恶性循环，由此产生了疾病。

但是，并非每个神经紧张、处于兴奋状态下的人都会发生这种情形。实际上，发生这种情形（即甲亢）的人是极少的，这就有一个"甲状腺素质"的问题。应该说存在"甲状腺素质"问题的人，在精神紧张状态下（当然是指长期的），易发生甲亢。

笔者只是一个临床医生，没有条件进行深入的研究，很难提出确实的依据，不过人类的生存，就是以解决问题为本，讲究实用性。比如一个昏迷的病人被送来，首先最直接的就是抢救，只有把生命救回了，才可能了解问题的发生、发展过程。

如果非要搞清楚原因才施救，就像从前两兄弟射雁，眼看雁群从天边飞来，不去做好射猎的准备，却在争论射下来怎么吃法，以致争论不定，找人裁定回来时，雁群早已飞过去了。

甲亢患者中，甲状腺弥漫性肿大者占多数，这是可能的，若此，也不否认少数是不肿大的。确实有些甲状腺不肿大的甲亢，它所"生产"的甲状腺素应是合格的，因而垂体有反应，促甲素不高。这种情况治疗时不宜使用甲状腺素，仅用他巴唑即可。但按事物发展规律来看，这只是暂时的，最终必然因为超负荷的"生产"，或因此而致甲状腺衰竭，或因生产不合格的甲状腺素，引起垂体的反应而进入恶性循环。

治疗：前面已提过了，这里列一组处方：他巴唑10毫克，每日4次；甲状腺素40毫克，每日2次；维生素B_1、维生素B_6各20毫克，每日3次。服药约一个月，观察症状改善情况和血检查结果。如好转，可将他巴唑减为10毫克，每日2次；甲状腺素40毫克，每日1次；维生素停用。服药半年左右，看血检结果，正常一年可停药。

用药半个月后，如症状好转，可加用人参10克煎汤服，利用人参的大补元气作用，促进甲状腺的修复。

5.24 淋巴结脓肿

淋巴结广泛分布于体内各部位，是一种免疫组织。无数淋巴小管从组织间收集组织间液，回流经过淋巴结处理，然后集合成较大的淋巴管，回流入右心房参与体循环。

人体各部位受感染时，侵入组织的病原体可经淋巴小管到达附近的淋巴结，因此可产生早期的免疫反应，同时淋巴

第5章 疾病各论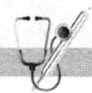

结可肿大。如上肢的感染引起腋下淋巴结肿大，下肢感染引起腹股沟淋巴结肿大，头面部感染引起颈淋巴结肿大。淋巴结的肿大通常只是免疫系统的反应，并非就是炎症。

淋巴结炎的发病率并不高，淋巴结脓肿就更少。

但侵犯人体的疾病真是无奇不有，怪病、疑难杂症时而有之。有些病治愈之后也不知作何诊断。2004年中至2006年初这段时间，笔者共接诊了4例淋巴结脓肿患者，我们不妨先看看这些病例。

实例一：某女性，年约30岁。2004年七八月间，不明原因地出现左颌下肿物，三四天即肿大至直径6厘米，质硬，不活动，有轻度压痛。检查时感觉似是一个整体的肿物，因无其他任何症状，短期内发展快，所以首先考虑的是要排除肿瘤，因此让患者到大医院检查。一周后，患者再回来，带来所有检查报告，均无肿瘤的证据。患者坚持要在本诊所治疗，不愿到其他地方去。因她说当初其子患生殖器小囊肿，在大医院折腾了十多天，费钱不少，后来还是在本诊所治好的。说实在的，笔者也未治过这样的病例，文献也似乎未见过有此报道。无奈之余，详细分析，认为是炎症。选择了红霉素0.25克加地塞米松10毫克静脉滴注。两天后基本无变化，此时我也把握不定，但患者却很有信心，坚持要求治疗。于是，继续滴注红霉素至第四天，肿物开始软化、变小，继续用药至第九天，肿物基本消退，剩下约1厘米×1.5厘米大小，球形、边界清楚，才感觉到原来是淋巴结。

实例二：肖某，女性，70岁。2005年中因右颌下肿物来诊。询问病史，肿物约发生1周，无发热，局部有轻度痛感。检查：右颌下肿物约6厘米×8厘米，质坚实、不活动、无明显触痛。考虑不能排除肿瘤，建议患者到大医院检查。约一个月后，患者经某军队医院检查治疗，证实不是肿瘤，因无明显效果而出院回来本诊所。此时已有所察觉了,应是淋巴结炎。于是用红霉素 0.25 克加地塞米松 10 毫克滴注。因患者是本地人,又是熟人,又经过大医院诊治,已然不惧,我也有过经验,心中有底。但毕竟这类炎症确实顽固,滴注了 20 多天才开始变软,感觉到肿物分隔成许多小结节。再用药两天,开始见到结节表面成黄白色脓点,给予鱼石脂软膏,嘱其当晚外敷。至次早开始溃破,排出大量脓液,肿物明显缩小。检查见排脓口有八九处之多,继续用药 3 天,其中经过两天排脓,肿物基本消退。

实例三:黎某,女性,55 岁。2006 年 2 月,因左颌下肿物 3 天来诊。来诊时检查肿物约 4 厘米×3 厘米大小,可分出是 3 个肿块相互聚合而成,诊断为淋巴结炎。此时已有经验了,告知患者尽早治疗可不致化脓,但疗程可能要 10 天。因是熟人,患者欣然应允。结果静滴红霉素 0.25 克加地塞米松 10 毫克,3 天即完全消肿。

实例四:何某,男,60 岁。此例是经军队医院诊治后来告诉我的。亦是淋巴结脓肿,病变部位在左侧颈部,直径约 8 厘米。军队医院的教授们亦说未见过此症,经检查、会诊,排除了肿瘤。使用过先锋类抗生素,效果不明显,后来转肿瘤医院试着做化疗,前后治疗 2 个多月,经过化脓、排脓、外科护理,最后愈合。

以上 4 例病例均发生在 2 年内,此后 4 年再未见过。以后还有没有?很难说,故将病例记录下来供参考。

综合分析,这几例都是少见的化脓性淋巴结炎。治疗及时者很快消退。比如第三例,仅 3 天即治愈,这是最好的结果。其他几例,因无经验,经转院、检查,未能及早治疗,致使后来的治疗过程延长,而且有两例化脓。从第四例来看是自然病程的化脓阶段。虽然最终都能治愈,不留后遗,但耗时长、花费大，值得吸取教训。

究其病因，从化脓这点看，必定是细菌所致。通常的化脓菌多是葡萄球菌和链球菌，它们致病多是急性起病，发病急、发展快、多有寒战发热。而且，青霉素、头孢类应有较好疗效。这几点与本症均不相符，因此可以排除。遗憾的是，这几例病例未作细菌培养，不能确切知道致病菌。从推理的角度看，本症使用红霉素有效，适用于红霉素抗菌范围的，当数流感杆菌。流感杆菌广泛存在人类的口腔和鼻咽部，在人体抵抗力下降时，可引起局部化脓性感染，对红霉素相当敏感。因此笔者认为本病的致病菌为流感杆菌的可能性大。

5.25 痔　疮

痔疮的发生率很高，只是轻症者占多数，重症者只占发病数的10%左右，而且病情进展缓慢，因此不少人都"久病能自医"地适应了，并且能适当控制一下"症状"，只有到了不能控制的时候，才不得不求医。

痔的发病原理：以肛门的齿状线为界，以外属于皮肤组织，以内属于黏膜组织。有肛柱、肛窦等结构，外围有肛门括约肌。当括约肌处在收缩和紧张状态时，肛柱起着相当于水龙头内胶垫的作用，使肛门紧密闭合，以适应人们的劳动、活动所需要的良好状态。肛柱血液供应的结构特殊，一般组织的血供都是动脉在深层、静脉在浅层的，但肛柱则相反。由于蹲、坐、长期站立劳动的重力关系和腹压的关系，静脉回流容易受阻，造成回流静脉瘀滞成团，形成痔。直肠内部结构见图5-9。

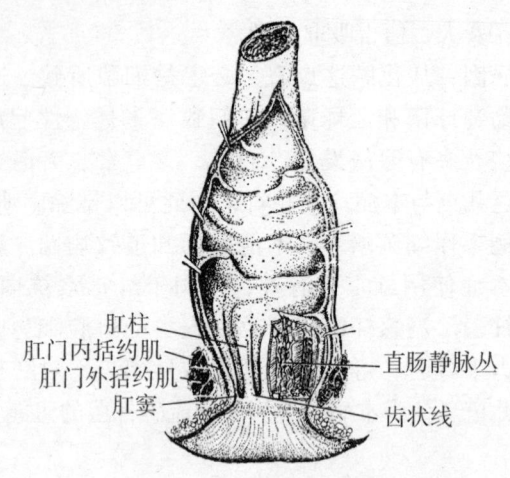

图 5-9 直肠内部结构

注：图片引自《医用人体学》。

早期的痔疮基本无症状，至肿大到一定程度时才感觉肿胀感和痛感，排便时痔疮会凸出肛门外，早期可自行回纳，晚期需要人工处理才能回纳。严重时，下蹲或急行都会脱出来，并因大便摩擦容易出血，如伤及较大的血管时呈喷射状出血，甚吓人。饮酒、吃辣易引起出血并加重症状。

并发感染时则有明显的胀痛、肛门下坠感，或有畏寒发热等全身症状。

治疗：早期痔疮可不用治疗。

如果因内热、饮酒、吃辣而出现肿痛或出血时，可用中药煎服。处方：栀子12克、黄芩9克、黄柏9克、生地黄15克、白茅根15克、藕节12克、地榆6克、侧柏叶9克、甘草9克、木通9克。此方服两剂基本可以止血止痛消肿，反复发作者可反复使用。

合并感染的、明显肿痛或有发热时，可使用抗生素百炎

第5章 疾病各论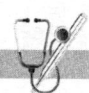

净和消炎药双氯灭痛或强的松、退热药安乃近、辅助药维生素C等。肿胀明显者，可外用硫酸镁湿敷。用法：硫酸镁50克用冷开水100毫升溶解，以8层纸巾蘸药水敷患处，约1小时；也可用中药明矾10克，开水100毫升，溶解后湿敷，可以消肿止痛。

晚期痔疮是指从时间上说8年以上，从病灶来说直径在1.5～2.0厘米以上，经常脱出者。此时药物治疗已无效，需用外科手术或"枯痔法"治疗。

"枯痔法"是使用硬化剂注射在痔核的供血部位，使之硬化黏合阻断痔核的血液供应，因此痔核很快便会枯萎或坏死脱落。此法基本上是安全可靠的，疗程约3天。

用法：消痔灵注射液7毫升加利多卡因3毫升，配制成7∶3的混合液。在痔核的上方（可见供血的动脉）进针上皮层下，上皮层厚度约0.2毫米（注意：进针不可过深，若进至黏膜下层就不能达到目的），在供血动脉周围用药4～5毫升，注药时先慢后快，让麻醉药先起作用（约10秒）。然后在痔核表面上皮层下注射，至药液渗透整个痔核表面，再在痔核下方、齿线上方注射约2毫升。从而使整个痔核的毛细血管供血阻断，使痔核坏死脱落或萎缩。

用此法治疗痔疮，效果是肯定的，而且不影响正常的工作和生活。关键是药物的浓度和注射部位要准确。如果注射部位不准确，也会引起麻烦。下面介绍一案例分析供参考。

实例：某患者，男，50余岁，患痔疮已15年。检查所见：3点钟部位有一痔核约1.5厘米×2.0厘米、9点钟部位有一痔核约2厘米×2厘米。由于初次使用此法，无经验。将药液注射到痔核内，致使痔核膨胀。至第四天，9点钟部位痔核仍胀至4厘米×3厘米，同时由于肛周半侧静脉回流受阻，致使发生多个急性痔。最大一个位于6点位，约2厘米×2厘米,并有中度疼痛,经注射的痔核变得硬实并向外翻,造成了很被动的局面。此时即使手术也难以切除,势成骑虎。患者本人是医生,经此之后逐渐明白其中道理。遂请来外科医生,经过激烈争论,决定再次注射,于第五天中午11时进行第二次注射,并将所有痔核按前述方法进行注射,用药量达40毫升。就事论事地说,这是一种冒险的做法。

然而,6个小时之后,全部痔核开始消肿,感觉好转。三天后,痔核基本干枯。但第一次注射的9点钟部位痔核,由于有药液在内,不能收缩,出现大面积坏死。其间经过感染、抗感染阶段,坏死的组织全部脱落,至第十八日才全部愈合。肛周从12点到6点位置的肛柱组织全部清扫干净,以后这一部分虽然再也不会有痔疮发生,但由于破坏了正常的解剖生理结构,肛周只剩下一半的肛柱结构,肛门的紧闭性就显著不同于正常。不过,就结果来说,还算是好的。

5.26 尿道炎

膀胱以下的尿道炎症称尿道炎;膀胱及以上的输尿管炎症,以前习惯称之为泌尿系统感染;再上者即为肾盂,感染时称为肾盂肾炎。

尿道炎多由淋球菌感染致病,也有由衣原体致病的。本病多由不洁性生活引起,也有由其他途径致病的。

症状主要是尿道刺痛,有白色脓液溢出。淋球菌感染者,尿道刺痛稍轻,脓液量较多;衣原体感染者,尿道刺痛明显,尤其是排尿时痛感更明显,而且持续时间长、脓液较少,这点可作鉴别。该病一般都不发热,尿频尿急症状不很明显。

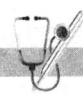

第 5 章　疾病各论

尿的涂片或培养检查可找出致病菌。

治疗：淋病尿道炎可肌注淋必治或菌必清，每日 1 次，连用 2 日，效果尚好。但反复多次使用之后，效果就不太理想。口服药效果也很好，用百炎净和利福平各 2 片，日服 2 次。连用至症状完全消失为止，口服药反复应用仍然有效。

衣原体尿道炎则用红霉素有效。红霉素族药物有红霉素、麦迪霉素、利君沙、罗红霉素等，以红霉素效果最好。用法：每日 3 次、每次 3～4 片，连续用药 6～10 天以上。直到刺痛症状完全消失（即全天均无刺痛）后，再服两天才可停药。

按资料记载，衣原体感染甚为顽固。虽然红霉素是特效药，但要连续用药 1 个多月才能根治。以笔者收治的病例来看，多数仍可在 6～8 天可停药，少数要 10 天以上，只有一例用药要 2 个月。而且用药 8 天的使用的是红霉素，用药 2 个月的使用的是罗红霉素。所以，不见得贵药就一定好，还是应当遵循"节用水火材物"的原则为好。

下面看几个实际病例。

实例一：某男，40 岁。因尿道刺痛，溢脓 3 天来诊，除尿道症状外无其他不适。病情简单明了，诊断是淋菌性尿道炎。给予百炎净、利福平、呋喃旦啶各 2 片，嘱多饮水，给药 2 天。几天后复来，但此次是带他妻子来诊病。他本人是好转了，其妻之病症基本相同，于是按上法给药 2 天。又几日，该男子复来，诉病症复发。据此看来，夫妇俩是交叉感染，而非复发。因而嘱其两人同时用药，此后再无反复。

由此不难看出，该患者首次发病应是从外界而来，然后传染给其妻。若单方面治疗，则反复传染，只有同时治疗才行。

解说：尿道炎较常见，性传染是主要途径，但是卫生条件差，或兼湿热之症也可发生。尿道刺痛和溢脓是主要症状，淋菌性尿道炎刺痛轻、脓多，通常是黄白色脓液；衣原体感染者刺痛重，脓少色白。治疗淋菌性尿道炎主药是百炎净和利福平。利福平最初问世时是以抗结核药的身份出现的，事实上，它的抗结核疗效比链霉素好而且无副作用。链霉素的毒性很大，曾有过两例小儿（均为3岁），因注射链霉素引起神经性耳聋的严重后果，这是不能恢复的损害。利福平则安全多了，除用于抗结核外，它还是一广谱抗生素，对革兰阳性菌和阴性菌都有杀灭作用，还有抗病毒的作用。因此，有利福平眼水用于眼科的病毒感染和细菌感染的病例。不过据观察，利福平的抗病毒作用不及百炎净，而抗菌作用则是肯定的。根据理论的指导，将其用于上呼吸道感染和淋菌性尿道炎，都取得了预期效果。

实例二： 某男，50余岁。主要病症是尿道刺痛，感觉尿道偶然刺痛一下，日有十余次。有时觉排尿初时很痛，至中段以后痛渐减至顺利。如此已有1周，起初不介意，以为是"热气"，用过清热祛湿中药无效。后见尿道口有少量白色渗液才来就诊。以前曾有过不洁性事。诊断是衣原体尿道炎，给用红霉素0.5克（4片），日服3次。3天后症状已有明显好转，但尿道仍有刺痛，每日三四次，继续服药3天。十余天后再来复诊，言上次治疗后已基本好转，仅偶然有一次尿道刺痛，也很轻微，停药后慢慢复发，刺痛次数逐渐增多。因此，嘱其连续用药8天，并将红霉素减量为每次3片，日3次，此后告愈。

解说： 治疗衣原体感染，红霉素可说是特效药，每用之均有效，同时对支原体气管炎也同样有效。且红霉素族药中唯红霉素效果最好，也最经济。但衣原体、支原体感染确实是较顽固的，必须用药至症状完全消失为止，不然，就会死灰复燃。

5.27 肾盂肾炎

肾盂肾炎不同于肾炎,前者是由细菌感染引起的肾盂肾盏化脓性感染;后者是由于免疫系统的"失误"而产生的自身免疫性疾病,属非菌性炎症。肾的冠状切面见图 5-10。

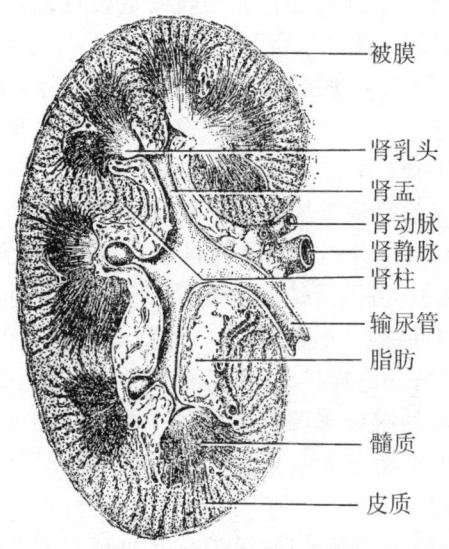

图 5-10 肾的冠状切面
注:图片引自《医用人体学》。

肾盂肾炎的发病部位在肾盂和肾盏,与肾小球肾炎的发病部位相比,仅仅是"城门"与"鱼池"之别,而这城门失火却极少殃及池鱼,大约造物如是吧。虽然有肾脓肿一病,却与本症不同。

由于尿液向下流的缘故，肾盂肾炎多伴有输尿管与膀胱的炎症，此时则称为泌尿系统感染。

致病菌多为大肠杆菌，属革兰染色阴性菌，也有阳性菌如葡萄球菌等。

细菌性炎症通常都有变性、充血、炎细胞浸润、坏死、瘢痕修复这样一个过程。当炎症在早期时就已出现此症状，若及早治疗，得到的结果是最好的；若经过坏死期，有瘢痕形成，而且累及双肾，后果是很不好的。因为瘢痕的形成将会严重影响肾的生理功能，如果转变成慢性肾盂肾炎，最终导致肾功能衰竭而出现危机。

症状：因为是炎症感染，大多会发热、畏寒，也可有高热、腰痛、尿少。因为炎症的充血、变性、肿胀及炎细胞浸润堵塞了肾小管，阻碍了尿液的生成与排泄，因此会有少尿，而且有浮肿。此时检查尿常规可发现大量的脓细胞（即白细胞）以及细胞管型（因白细胞在肾小管凝固、脱落随尿排出，也称颗粒管型），并因肾肿胀，双侧腰部肾区有叩击痛（用拳轻轻捶打腰部有痛感）。如果感染向下蔓延到输尿管和膀胱，则有尿频、尿急、尿痛等症状，此称为膀胱激惹征或膀胱刺激征。

肾盂肾炎的感染来源有两种：一种是由血行感染，亦称顺行感染，即细菌随血液来到肾脏，经肾小球泌出至肾盂而发病；另一种是尿道、膀胱先受感染再上行累及肾盂，亦称逆行感染。因为泌尿系统的源头是肾小球，末端是尿道，因而有顺行逆行之说。

鉴别诊断：主要与肾炎相鉴别。从症状上说，肾盂肾炎由细菌感染而起，因此有发热、畏寒、浮肿和膀胱刺激征，如尿频、尿急、尿痛等。肾炎则只有浮肿、尿少、高血压等。从检查结果看，肾盂肾炎有大量白细胞和细胞管型，肾炎则以蛋白尿为主，或有红细胞和透明管型（蛋白质凝固所致）。

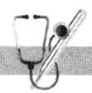

两者鉴别一般不难。

治疗：应尽早投入抗生素。

症状明显的，可选择注射给药，丁胺卡那霉素或青霉素肌注或静脉滴注均可。

炎症稍轻，浮肿不甚明显者，可采用口服给药：百炎净、呋喃旦啶合用，或百炎净、利福平合用，多饮水。

消炎药可用强的松或双氯灭痛，小量（1片）给药，每日1～2次。发热者用安乃近0.5克口服。

在这里，强的松的使用是有必要的，一来能加快炎症消退，促使病情加快好转；二来能相当有效地抑制瘢痕的形成，这对于愈后意义很大。使用之后，肾盂、肾盏、肾小管得以完全恢复，不至于有瘢痕形成而影响功能。少量使用即可达到目的。曾有两例烫伤的6岁小儿，一例烫伤面积达到30%，另一例仅3处，均约3厘米×3厘米，是因开水溅起而伤。前者使用过强的松6天，恢复后完全正常，后者没有使用，恢复后遗留下3处十分明显的瘢痕。肾盂肾炎也会因炎症而留下瘢痕，如果使用了强的松就可以避免发生，这对愈后很重要。

实例：某男，50岁。急性发病，畏寒、发热、尿频、尿急、尿痛。第二天出现高热40 ℃，全身轻度浮肿，以下肢明显。检查：心肺肝脾均正常，双肾区有叩击痛，尿常规示有大量白细胞、颗粒管型（即细胞管型），肾盂肾炎的诊断成立。当即肌注青霉素80万单位，每日2次。口服百炎净2片、呋喃旦啶2片、维生素C 2片、安乃近1片、强的松1片。用药一次后热退、肿消，用药两天后症状全部消退，尿常规复查基本正常。

解说：此病例并非笔者所经历，乃是某大医院30多年前的诊治病例，本例是典型的急性肾盂肾炎。诊断要点是尿检查有大量白细胞和细胞管型；以浮肿判断病情轻重；以畏寒、高热判断其为革兰氏阳性菌感染，因而选择青霉素。30年前青霉素是一流的抗菌药，能直接杀灭细菌，因此病情很快就得到控制并迅速好转。现今，青霉素已衍生出多种药物，抗菌谱也扩大成为广谱抗生素，使用更方便。

5.28 肾　　炎

本病与风湿热、红斑狼疮等病的发生原理是一样的。

以前的观点认为，某些特异机体在遭受了链球菌感染，如急性扁桃腺炎、皮肤化脓感染之后，机体产生了免疫，血清中存在抗体。这类免疫是短暂的，不似麻疹、小儿麻痹症等所致的终身免疫。一旦反复感染，这类抗体也反复产生，但在这类特异体质的人群中，抗体除了抵抗病原体之外，也抵抗了自身的某些组织，发生了炎症反应（无菌性炎症）。发生在心脏和关节部位的，称为风湿热；发生在肾脏的，称为肾炎；发生在全身结缔组织的，称为红斑狼疮。

所以，这类病是一种无菌性炎症。肾炎病变部位主要在肾小球，这是它与肾盂肾炎的根本区别。肾小球的病变过程是从早期的变性、肿胀、通透性增高发展至后期的萎缩、通透性更大，再至后期的肾小球硬化、功能丧失。每发病一次，就加重一次损害，直到最后泌尿功能丧失而进入尿毒症阶段，最后危及生命。

肾小球也称肾单元，是泌尿和排出毒素的最小单元。由这些单元组成的肾脏，是人体泌尿和排毒的唯一结构。虽然水的循环也可以通过皮肤蒸发一部分并带出毒素，但远不够，

第 5 章　疾病各论

肾的排泄占了绝对的主导地位。两肾共有约 400 万个肾单元，正常情况，即便剩下 1/3 的正常肾小球，也能维持正常的生理需要。

　　肾小球的病理演变过程决定了肾炎的症状。在变性、肿胀、通透性增加的阶段，变性预示着炎症的开始，肿胀阻碍了血液的通过因而泌尿减少，通透性增加使蛋白质漏出。正常肾小球每天泌出原尿近 200 升，由此带出大量的代谢废物。原尿经肾小管重吸收大部分，包括水和钾、钠等电解质，最后仅剩 2 升左右连同代谢废物经肾盏、肾盂、输尿管下行储存在膀胱，最后排出体外。当肾小球肿胀、血流受阻、原尿的生成大为减少时会出现少尿，并因水分大部分滞留出现浮肿。虽然尿少，但由于肾小球基膜通透性增加，一些大分子物质如蛋白质、红细胞也透过此膜而排出，并且不能被肾小管重吸收，只能排出体外，因而尿检查可发现多量蛋白质和红细胞。蛋白质在肾小管内凝固后排出，就成为尿检查中所见的蛋白管型，也称透明管型。入球小动脉的血流受阻，压力升高，在此处的压力感受器会泌出血管紧张素，这种物质可使血压升高，因此肾炎的症状多伴有高血压。

　　中后期的肾小球萎缩，通透性更高。萎缩的肾小球血流通过率不断减少，所以持续尿少。通透性的不断增加也使蛋白质不断地流失。在某种情况下，即肾小球通透性增至某种程度，并且肾小管也受累，重吸收功能减低，就会出现晚期肾炎的一些特殊情况：尿中有大量蛋白质，尿也相对增多；入球小动脉持续高压，血管紧张素大量分泌，出现持续的高血压；大量蛋白质的流失造成严重的低蛋白血症；严重的低蛋白血症又使水分大量停留在组织之中。因此，出现高蛋白尿、高度浮肿、高血压、低蛋白血症的"三高一低"现象。这就是"肾病综合征"，是某些肾炎病例出现的一种特殊状况，也是病情的危重阶段。

最后，到肾小球硬化时期，此时肾脏普遍萎缩，体积变小，由少尿发展到无尿（每日尿量在50毫升以下称为无尿），进入尿毒症阶段，病情危殆。

治疗：中后期的肾炎，由于不可逆的损坏严重，一般治疗难以取得好效果；尿毒症时表示肾功能已严重减退，透析是消极的方法，器官移植手术可以解决问题。

早期有效治疗是最重要的，发病两年内可认为是早期，采用以下药物治疗有效：风湿灵片4片、保泰松1片、强筋松2片、双氯灭痛1片、维生素B_1 2片，每日3次；强的松1片，每日2次；炎痛喜康1片，每日1次。

这组药物原本是治疗风湿性关节炎的，用于非菌性炎症的消炎。有消炎、消肿、恢复血管通透性的作用，并且能降低自身免疫的水平。治疗风湿性关节炎及劳伤性肌炎、肌腱炎等非菌性炎症效果很好。基于自身免疫疾病的理论，笔者于1991年开始将此法用于10多例肾炎患者，都能在10天左右消除症状，蛋白尿转阴性。收效之后减量维持用药约2个月。停药之后，远期效果基本都很好，能够追踪到的一例患者20年都未有复发。

究竟能否逆转自身免疫的状态，在未得到充分的证据之前不敢妄下结论，有待于今后的观察与研究。

下面看两个病例。

实例一： 某男，12岁，广州萝岗人。患肾炎已半年余，1991年曾在大医院住院两个月，经过大剂量（每日30毫克）强的松治疗。来诊时已明显呈现满月脸。（以前曾有研究报道，可以用大剂量强的松治疗自身免疫性疾病，利用它的抑制免疫作用，用30~60毫克早晨一次顿服的方式。这只是理论上的说法，但长期大剂量使用后，会出现躯干、脸部肥大，四肢不大的假肥现象，这是强的松的不良反应，称为向心性肥胖，亦称满月脸。骤然停药会出现肾上腺危象，只能逐步减量而停。）尿常规检查蛋白（＋＋），尿少，并有轻度浮肿、乏力、食欲不振、精神萎靡。给予口服药物：抗风湿片0.2克、保泰松0.1克、强筋松0.2克、双氯灭痛25毫克、维生素$B_1$20毫克，每日3次；强的松5毫克，每日2次。服药1周后，复查尿蛋白（＋），症状有好转，尿量增多；两周后尿蛋白转阴性。以后每周复查尿蛋白均阴性。继续用药至1个月，满月脸消失，症状全退，饮食正常，前后判若两人。药量减为每日1次，用至两个月后停药，解除禁盐。此病例追踪至2010年无复发过。

其余10多例都在1～2周内尿蛋白转阴，连续用药2个月停药。只有1例效果不太理想，并且在半年后病情转重。

解说：强的松小剂量增强免疫、大剂量抑制免疫，这是肯定的。但是，单用也不见得好。在本方中，小剂量强的松为一方，其他药为一方。第一，两方面任何一方单独使用效果都不理想，只有合用才能见效。第二，抗风湿片是西药，后来已缺药，使用风湿灵片4片代替，风湿灵片有中药成分，不过使用之后也有效果；第三，自身免疫状况能否逆转，这是重大问题，如何观察？可以从诱发因素方面来分析，这类病多因扁桃腺炎和皮肤化脓感染而诱发，通过这点可观察结果，可惜当时没考虑到，有待于以后研究。

实例二：刘某，男，8岁。患急性肾炎在某大中医院住院两个月，主要症状体征是轻度浮肿，脸色苍白，尿常规潜血（＋＋＋＋），尿蛋白阴性。因中药治疗两个月未见效，由朋友介绍而于2010年6月来本诊所求诊。

接诊时患儿仍有轻度浮肿，尿量稍少，脸色苍白。尿常规潜血（＋＋＋＋），检查无特殊体征发现。从诊断上说，这是一例"出血性肾炎",是慢性肾炎的一种,都是自身免疫性疾病。慢性肾炎中,以蛋白尿性肾类为最多,肾病综合征次之,出血性肾炎又次之。在笔者记忆中,这是所见的第二例。第一例是当实习医生时在大医院接触到的,该例患者为年约30岁的男性。长期以红细胞尿为主症(医学称显微血尿,即肉眼看不到,仅在显微镜下看到),而症状轻微,后来住进大医院时已是肾功能衰竭阶段,全身状况较差。听当时的老师们说治疗的希望不大。所以,笔者印象中出血性肾炎是慢性肾炎中的凶者。其凶在平时表现较轻,不易发觉,到感觉严重时已接近晚期。本例也是在看其他病时验尿发现的。但不管怎么说,医生只有尽心治病的天职而没有选择病人的权力。这一例本不想接诊的病例最后还是接诊了。从发病原理和治疗学的角度上看,道理都是一样的,因此,仍采用本文的方法加上凉血止血的中药。

西药:风湿灵2片、保泰松1片、强筋松1片、双氯灭痛1片、维生素B_1 2片,每日3次;强的松1片,每日2次;炎痛喜康1片,每日1次;双氢氯噻嗪1片,每日2次。

中药:黄柏9克、牡丹皮9克、生地黄12克、墨旱莲9克、白茅根12克、藕节12克、地榆6克、木通9克,每日1剂。

第一次诊:给药4天,病情基本变化不大,浮肿稍有减退。

第二次诊:继续给药4天,服完后查尿,潜血(+-),浮肿消退。

第三次诊:撤去双氢氯噻嗪,中药加巴戟天6克,隔日服1剂,给药10天,嘱4天查尿1次。

第四次诊:已复查尿常规两次均正常,停中药;西药改为每日服2次,强的松和炎痛喜康每日服1次,给药1个月。

至2010年7月底仍在维持治疗中,复查尿常规仍正常。

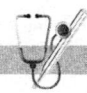

这一病例的治疗结果有点出乎意料，原以为难治，却在一周后起了变化。说明这一组方药不仅在消炎方面起作用，而且可能有纠正自身免疫的作用。因为在此之前，笔者诊治的 10 多例肾炎中，反馈信息显示除 1 例外，经治愈的都没有再发，最确实的一例是 1991 年治愈后至 2010 年都无复发，而且身体健康。因此，本法对自身免疫性疾病的治疗很值得观察研究。

5.29　泌尿系统结石

泌尿系统结石也是一种常见病。发病原因大致有两个因素：一是缺少维生素 A，组织器官上皮细胞的完整性会因此减弱，容易发生脱落。在皮肤表面可以看到部分脱皮现象，在内脏则看不到，实际上也会脱落的。如果脱落不完全，就会成为结石的核心，尿中的矿物质如钙、磷、镁等就容易沉积其上，日久便成为结石。可以说，这是主因。二是饮用水中矿物质含量高，此称为硬质水，多数是未经过处理的地下水，因为有些地方含矿物质较多，水也就成为硬质水，长期饮用就易患结石。

结石的症状基本上有两个：

一是痛，痛的部位在两肾区和输尿管行程区，在腰椎两旁；痛的性质像刀割一样，有时剧痛难忍；痛的时间呈持续性，不会停止；腰部肾区有明显叩击痛。如果结石发生在输尿管，可痛至下腰部或下腹部。

二是血尿，这是因为结石损伤了组织所致，量多时肉眼可见，量少时只能在显微镜下看到。只有组织损伤才有尿血，不一定所有结石都会出现。

症状的轻重受两个因素影响：

一是部位：窄小部位如肾盏、输尿管、尿道等处有结石，疼痛明显；宽阔的部位如肾盂、膀胱等处有结石则痛较轻或不痛。但这并非好事，曾有一个肾盂结石患者，仅在X光片上就能数出40多粒石，致使其肾已严重损毁，这是因为不痛而忽视导致的结果。

二是结石形态：圆而光滑的结石所致痛轻，不光滑的结石则易引起剧痛，而且容易造成出血。

结石的诊断不难，依据痛的性质、部位或有无血尿，检查有无叩击痛等，初步可以做出诊断。但是，B超或X线检查还是很有必要的，弄清楚结石的数量、大小、形状及部位等情况，对采取治疗的方法有决定性意义。

治疗：在膀胱，直径大于1厘米的结石可通过膀胱镜取石；在肾盂，直径大于0.8厘米的结石因为难以通过输尿管排出，应用冲击波碎石法将石击碎，或使用消石素，待结石化解至直径0.6厘米以下时再行排石治疗，或手术取石；只有直径小于0.8厘米的结石可用药物排石。具体用药如下：

（1）中药排石方：金钱草30克、车前子12克、海金沙15克、生地黄15克、栀子12克、牛膝12克、鸡内金9克、滑石20克、甘草9克。

（2）西药：阿托品0.6毫克（2片）、双氢氯噻嗪50毫克（2片）。

（3）凉开水500毫升。

用法：先煎好中药，放凉至能够一口气喝完为度。然后开始服药：先服西药，接着服中药，紧接着饮下500毫升凉开水，要在10分钟内完成，然后休息30分钟，之后轻跳5分钟，此后每次排尿都要用盆盛接，看有无排石，如无，次日

第 5 章 疾病各论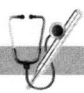

再按上法重复。

用此法排石,很多病例都能达到目的。下面介绍几个病例供分析参考。

实例一:某男,31 岁。食用地下水 10 多年,于 1984 年发生结石,左下腹及左腰部疼痛剧烈,经 X 线拍片证实左输尿管下段结石,大小约 5 毫米×4 毫米。因已止痛,暂未治疗,一周后于夜间疼痛再发,剧痛异常,延至次日下午,剧痛不止,服止痛药无效。当日下午 3 时回到单位住所服药排石,4 时服药,按医生指示,半小时后用手在左下腹脐旁用力深压向下滑动,疼痛突然消失,接着排出一粒绿豆大小的带钩的坚硬结石,其钩还带着一点肉丝。

解说:输尿管行程约 20 厘米,有 3 个狭窄部,第一个在刚出肾盂处,第二个在中段,第三个在下端近膀胱处。本例结石在第三个狭窄部,过了此处,结石就能顺利排出,用手加压正是帮助结石通过第三个狭窄部,这一招起了关键作用。结石引起的疼痛是机械刺激使组织紧张收缩(绞窄),结石越尖,刺激越甚,疼痛越剧烈,一般止痛药无效。就算使用强效止痛药如吗啡、杜冷丁等也只能暂时止痛。但用本法则不同,虽然效果较慢,但因大量利尿的冲击,即使不排石,也能使结石移位而止痛。

实例二:李某,女,23 岁。1979 年因腰痛检查,X 线拍片见左输尿管中段有一长形结石,大小约 10 毫米×6 毫米,质地较松。当即按前法给予排石方药,次日早上排出一质地松脆之结石,一捏即碎。

实例三:李某,男,41 岁。2005 年某日早上突然发生剧烈腹痛来诊,检查无其他特殊发现,仅右侧腰部输尿管行程区有明显叩击痛。考虑为输尿管结石,建议其到医院作 B 超检查以明确诊断。11 时做完检查回来,结果是输尿管结石,大小 4 毫米 ×4 毫米。诊断既明，立即用药。下午 3 时，结石排出，三角形，像钻石一样晶亮。这样一粒结石卡在输尿管，其剧痛程度可想而知。

实例四：1975 年，广州医学院第一附属医院泌尿外科收治了一结石患者。经检查，发现膀胱内有一哑铃状结石，大小 2 厘米 ×1.5 厘米。当时的泌尿外科张主任不主张手术，带领大家一道做了一例极其精彩的膀胱镜取石术。当时笔者还是实习医生，面对此景实习医生都十分好奇：这么大的石头，膀胱镜怎能取出？通过膀胱镜看到的结石是真实的物体，与检查所描述的一致。原来膀胱镜除了观察孔之外，还有一个可以在外面拉杆操作的夹子和一个注排水孔。用操作夹子把石头夹住（张主任戏称此举为"请君入瓮"），再让"力士"用力将其夹碎，反复多次"请君入瓮"后，结石已全部被夹碎了。最后通过注排水管注水、排水，把碎石末全部引出。反复冲洗后，观察膀胱内已无石末，手术完成，全程不到 30 分钟。

此举称得上是经典之作，不用做手术，省时省钱，最重要的是用最简单的方法解决了问题。我们从中受到了很好的教益。

5.30 钩虫病

钩虫病患者往往以贫血就医，如果医生不细心了解病史和检查，将容易漏诊而收不到治疗效果。

钩虫的生活史是虫卵随粪便到泥土中孵化繁殖成尾蚴，人赤足在地里劳动，尾蚴即附着皮肤并钻入人体。因此，钩虫病患者都有赤足下田的接触史，钩虫尾蚴钻入的皮肤曾发生过短暂的皮炎。进入人体后随血流到肺析出，经气管到咽，随吞咽到达消化道，最后定居在十二指肠或空肠，发育成成虫。产出的虫卵随粪便排出又进行下一代繁殖。

成虫约长1厘米，白色，头部有钩，故名钩虫。主要利用其钩挂在肠壁以固定身体，吸食肠壁的血液。最讨厌的是它有经常移换位置的习性，被吮吸的部位就成为出血点，因而出血点就会大量增加，钩虫数量多的时候，很快就致人贫血。

诊断钩虫病其实是不难的。虽然患者是以贫血就医，但贫血貌不似普通贫血的苍白，而是萎黄脸色。另外，钩虫病还有一个特征，就是指甲变扁平，且两边反翘，俗称"反甲"，这个特征早于贫血出现。再详细了解是否有赤足下田的接触史。有这三点中的两点，就应考虑到钩虫病，再作大便查虫卵便能确定。但查虫卵必须用盐水漂浮法，否则不易找出虫卵。

治疗目标有两个：一是驱虫，二是补血。

以前用灭虫灵驱除钩虫效果是很好的，一次就能彻底杀灭钩虫。现在使用甲苯咪唑，据说也很好，每次200毫克，日服2次，连用3日。

左旋咪唑也可驱钩虫，每次每千克体重用药3.5毫克，每日1次，连用3日。左旋咪唑是广谱驱虫药，理论上说是好的，然而十多年来每用于驱蛔虫，都不见排虫。

治疗贫血主要是补充铁质，因为钩虫病是慢性失血，血中的铁质逐渐丢失。铁质是合成血红蛋白的主要原料，因此慢性失血造成的贫血是缺铁性贫血，补铁是最有效的治疗。以前用硫酸亚铁效果好，现在以力勃龙、肝铁片代替，可酌情足量地使用。

此外，肌注维生素B_{12}，每次1毫克，每日1次，连用1

周，对造血很有好处。

实例：龙某，男性，50 余岁，广州嘉禾黄边村人。1988年笔者下乡时接诊，当时是呈现中度贫血貌，面色萎黄、头昏头痛、四肢乏力、睡眠不好、腹胀、食欲不振、大便烂。在当地医院诊治已半年，曾做过大便常规检查未发现钩虫。因治疗无效果，已放弃治疗，由朋友介绍来诊。检查：心率较快，100 次/分，律整，心尖区可听到 2～3 级收缩期吹风样杂音。肺正常，肝脾不肿大，指甲粗糙，扁平反翘。当时已疑是钩虫病，询问知既往有赤足下田史，即建议查虫卵，并强调使用盐水漂浮法，结果查到多量钩虫卵。诊断既明，先给予灭虫灵驱虫，连用 3 天。同时给予硫酸亚铁 0.9 克，每日 3 次，饭后服。肌注维生素 B_1 + 维生素 B_{12}，并服补脾理气、健胃助消化的中药两剂。

一周后复查虫卵已阴性（正常），15 天后已见其红光满面，精力充沛，四出活动。乡里人遇之皆谓其判若两人。复查血常规已正常，全面停药。

解说：此例从临床症状、体征、检查、诊断、用药都达到了标准。可称得上钩虫病的经典病例。其中心率快、心脏杂音是因贫血而出现的，贫血一经纠正，这些体征便自然消失；胃肠道的症状是因虫的破坏，中医补土法甚为适用；贫血的特点是长期慢性失血，主要是缺铁，一旦补足铁剂，理论上很快便能纠正，本例患者 10 天已基本恢复。

值得一提的是，本例曾在当地医院治疗过并做过大便检查未发现钩虫卵，因而忽略了缺铁性贫血，治疗也就抓不住重点，自然就难说效果了。这向我们提示了这样一个问题：一是要坚信已经发现的体征，这是重要线索，必须围绕这些线索展开调查，不能放弃；二是检查必须运用可靠的、准确性高的方法。像本例，如果早作盐水漂浮法，就能查出虫卵，那就不会有后来的事了。所以,处事必须坚定、细心,才能把事情做好而无遗漏。

5.31 蛲虫病

蛲虫病多见于2～5岁小儿,成年人也偶然有之。

蛲虫本身对人体并无多大危害,只要注意饮食卫生,不再感染新的虫卵,虫体就会自然死亡排出,无须处理。

但蛲虫有一特殊习性,就是夜间喜爬到肛门口,刺激肛周造成奇痒,常令小儿半夜哭闹。因此,发生这种现象时,查看肛门口就可发现白色的蛲虫。用药棉浸龙胆紫药水贴于肛门口,连续数晚,可除之。

5.32 绦虫病

在饮食蛮荒时代,人类有一种怪病——囊虫病。这种病若发生在脑则是一生的遗憾。曾有媒体报道说某地一位脑病患者,在手术中,医生从其脑中抽出一条长长的白色虫体。这事是否真实暂不管它,脑囊虫病确实是有的。那就是绦虫的卵被猪、牛等动物吃后,以囊蚴的形式存在于肌肉中,人类如果生吃或吃了未经煮透的这些肉,就有可能患病。进入饮食文明时代,这种病应是可以绝迹的。

但肠道的绦虫病仍然有,除人类之外,动物界如猪、狗、鸡也普遍存在。绦虫常随粪便排出体外,这种虫有个特点:

即使颈节以下脱落排出，虫体也不会死亡，仍可再生出全虫来。在杀灭绦虫的药物中，笔者认为槟榔是最好的，从对鸡、狗的实验中可以看到：灌下槟榔煎液后几分钟，便有虫体排出，而且不是偶然的，普遍如此。因此，槟榔煎剂的杀虫效果是肯定的，可用15～20克槟榔片煎水内服。

5.33 神经炎

神经炎是指周围神经疾病，即神经干和神经末梢的疾病。神经干是由许多独立的神经纤维组成的神经束。神经纤维由脑或脊髓的神经细胞发出。受环境物理因素或病毒、自身免疫等因素的影响，神经纤维可发生各种病变，或在通过狭窄部位时易产生物理性炎症，出现神经症状。

这里只介绍常见的几种神经炎，其他的可参照有关的书籍，这里不作论述。

5.33.1 面神经炎

面神经炎俗称歪嘴。面神经由左右两支共同支配面部表情肌运动，属于运动神经（见图5-11）。面神经由大脑发出之后，经耳部乳突的面神经管出颅而分枝于面部。面神经管是整个行程最窄之处，容易受风寒刺激而产生急性水肿，从而使面神经受压，失去传导功能而发生麻痹症状。多因受风吹或风寒侵袭而骤然发病，此病较常见。面神经的中枢性及周围性损伤见图5-12。

第 5 章 疾病各论

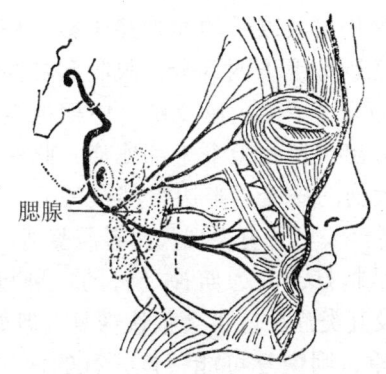

图 5-11 面神经

注：图片引自《医用人体学》。

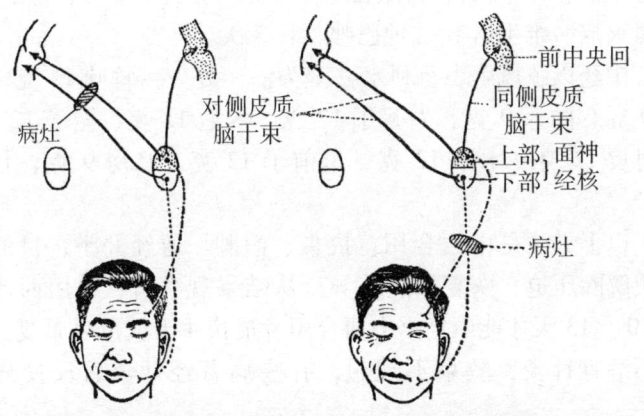

图 5-12 面神经的中枢性及周围性损伤

注：图片引自《实用神经内科》。

起病多为一侧，表现为一侧表情肌瘫痪；额纹消失、眼睑不能闭合；鼓腮、吹气时嘴角漏气，鼻唇沟变浅；咀嚼时食物藏积于腮边，嘴巴歪向对侧。

本病诊断不难，一眼就可以看出。上述半边面部瘫痪就是面神经炎，这是出颅以后的面神经干整体病变。但出颅之前的面神经病变则分上下两部分，眼睑和额为上部，受双侧大脑支配，下部只受单侧大脑支配。中枢神经系统病变累及至面神经时，只出现单侧脸下半部瘫痪，此称为中枢性面神经瘫痪，表现大脑的病变。半边脸部全瘫痪，称周围性面神经瘫痪，是面神经炎的特有表现，两者需鉴别。

治疗：越早越好，因为面神经管的水肿可以很快消除，受压的面神经及其炎症反应也会很快恢复。但如果处理不好，面神经受压严重，则恢复可能很慢，有的两年都不能恢复。所以，治疗早、用药适当是关键。

西药：穿心莲针 2 毫升加地塞米松 5 毫克肌肉注射，日 1 次，连用 3～4 日；口服百炎净、强的松，日 2 次；烟酰胺、双氯灭痛、维生素 B_1、地巴唑，日 3 次。

中药以疏风解表、利水祛湿为法。处方：竹叶 12 克、荆芥 9 克、防风 9 克、牛蒡子 12 克、木通 12 克、栀子 12 克、牡丹皮 12 克、木贼 12 克、车前子 12 克、蜂房 9 克、甘草 6 克。

以上方法是中西合用，抗炎、消肿、通经并举，目的是尽快解除压迫、恢复神经传导。从结果观察看，单用西药者需 10～13 天才能康复，中西合用者最快 4 天就可以康复。本症不适宜针灸，效果不理想，有些病者经针灸后反使病程延长。

实例一：黎某，女性，年约 40 岁。2003 年某日突发歪嘴来诊，症状有咀嚼时左侧明显藏饭。检查：左侧额纹消失，左眼睑闭合不能，鼻唇沟变浅，鼓腮时漏气，嘴巴歪向右侧。诊断为左侧面神经炎。肌注穿心莲加地塞米松，口服百炎净、强的松、烟酰胺、双氯灭痛、地巴唑、维生素 B_1 等。第 6 天症状有所好转，左腮藏饭已明显减轻，继续用药并加中药：竹叶、荆芥、防风、木贼、栀子、牡丹皮、牛蒡子、甘草、木通、蜂房、生地黄。感觉逐渐好转,至第 13 天症状体征全部消除。

实例二:李某,男性,56 岁。于 2009 年初突发歪嘴来诊。检查:左额纹消失,眼睑闭合不全,左鼻唇沟变浅,鼓腮漏气,嘴角歪向右侧,诊断为面神经炎。注射穿心莲加地塞米松,口服百炎净、强的松、烟酰胺、双氯灭痛、地巴唑、维生素 B_1 等。中药用竹叶、荆芥、防风、牛蒡子、栀子、牡丹皮、蜂房、木通、甘草、木贼,用药 4 天症状基本消失,表情肌动作基本恢复而停药。

5.33.2 三叉神经痛

三叉神经,顾名思义,分三支出颅,第一支支配鼻部、眼眶上至头皮,司感觉;第二支支配下眼睑、上唇及颊部,司感觉;第三支支配下唇及下颌部,司感觉。并有分支支配颈肌、咀嚼肌及翼状肌,司咀嚼运动及张口动作。三叉神经皮支的面部分布见图 5 - 13。

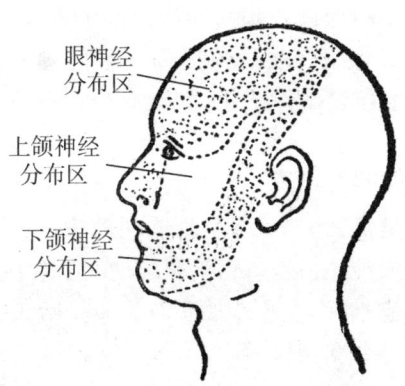

图 5 - 13 三叉神经皮支的面部分布

注:图片引自《医用人体学》。

三叉神经痛的发病原因尚不清楚，可能与面神经炎一样，在出颅孔处受水肿压迫。然而，三叉神经大部分都是传入纤维，按理说，如果受阻，应出现感觉减退才是，为何会痛呢？是否可以这样解释：如果神经干完全受阻，那是肯定无痛觉的，如果只是外围受阻，中心纤维仍可传导，那就可以由中心纤维加大传入阈值。换句话说，变成了痛觉过敏状态，因而感觉疼痛。三叉神经的痛觉过敏还可以从牙痛中得到证实，牙病经三叉神经感受痛觉，初时可以清楚地感觉出某个牙痛，而当出现痛觉过敏时，就变成整边牙痛，分不清哪个牙在痛了。因此，由牙痛变成了三叉神经痛，这是三叉神经处在过敏状态所致。此外，眶上支痛时，触摸该区头皮也觉疼痛，也可以证明这一过敏说法。

因此，三叉神经痛的早期或轻症者可通过如下处理获得缓解：口服双氯灭痛、强的松、烟酰胺、维生素 B_1、地巴唑、去痛片等药，日 3 次；扑尔敏片 2 片睡前服。

双氯灭痛、强的松的作用是消炎消肿、解除压迫；烟酰胺增强血流利于药物进入病变部位；维生素 B_1 和地巴唑促进受损的神经传导恢复；去痛片提高丘脑的刺激阈值，起止痛作用；扑尔敏起抗过敏作用。

5.33.3 肋间神经痛

肋间神经是指胸廓 12 条肋骨的间隙中，由脊髓发出的主管呼吸肌运动的神经，是司感觉兼运动的复合神经。

患者多因骤然用力或用力不当，如打哈欠、咳嗽、大笑等，使某支神经受突然的牵拉，产生过敏性炎症，出现肋间神经痛。同时，也可能在该神经行程的某个部位受肌肉炎症的影响而发病。

症状特点是深呼吸、打哈欠、笑或咳嗽时，突然如闪电样、紧束样胸痛,静止时痛又可消失或减轻,痛无定位,即无压痛点。

治疗:按非菌性炎症治疗多有效。用药:风湿灵片、双氯灭痛、保泰松、强筋松、维生素 B_1、地巴唑等,每日3次;强的松、炎痛喜康,每日1次。重者可加风湿灵针、地塞米松肌肉注射。必要时,可加服去痛片。

5.33.4 末梢神经炎

末梢神经炎是指四肢远端出现的呈袜套样感觉障碍的神经炎,因为远在神经纤维的末端,因而称之为末梢神经炎。

从临床病例的观察和治疗效果来看,末梢神经炎有两种情况:一种是单纯性的末梢神经炎,另一种是由维生素 B_1 缺乏所致的末梢神经炎。

(1)单纯性末梢神经炎。仅仅表现在四肢远端,通常是手腕关节以下、足踝关节以下,或者仅上肢出现。症状是手指胀麻,或针刺、蚁爬感。原因可能是四肢末端血液循环不良,回血不顺,毛细血管网血流瘀滞,因而有胀感和热感。这是因为组织间压力增高,对皮肤表面神经末梢的感觉小体形成刺激,所以出现麻痹症状。除此之外,无其他不适。

治疗:可使用烟酰胺、维生素 B_1、地巴唑、知柏地黄丸等,口服药物是有效的,但往往要反复多次用药。此外,可尝试用冰块浸洗手足部,使血管收缩,以改善毛细血管网的淤血状况。

(2)维生素 B_1 缺乏所致的末梢神经炎。维生素 B_1 广泛存在于自然界中,尤其在五谷的表层含量丰富,按理是不应缺乏的。但在严重的自然灾害或战乱时期,生活物资严重缺乏,就会产生本病。有些人因饮食癖好,淘米时过度淘洗,使维生素 B_1 大量流失,也会发生本病。现代人吃好的大米基本都是经过多次打磨的,为什么不见本病发生呢?这是因为现代人肉食丰富,肉类中含有的维生素 B_1 足够满足人类身体的需要,因为只要每天摄入 5～20 毫克的维生素 B_1 就可以满足人体需要。只有在肉食严重不足,加上过度淘米的生活习惯,才易发生本病。如 20 世纪 70 年代,患本病的人很多。本病自隋唐时期已有记载,可知它已伴随人类千年以上。

维生素 B_1 的主要作用有两方面:第一参与糖代谢,维生素 B_1 缺乏时,由于糖代谢的障碍,食物不能有效地转化为能量。受害的主要是肌肉,结果是人的一切生命活动都无力进行;第二是合成乙酰胆碱并保持其稳定。乙酰胆碱是胆碱能神经传导信号的介质,缺了它,胆碱能神经的功能就会受到影响,胆碱能神经支配所有肌肉和内脏,实际上就是控制着生命活动。

因此,维生素 B_1 缺乏时,主要表现为肌肉无力甚至萎缩。胆碱能神经对心脏起抑制作用,交感神经对心脏起兴奋作用,因为胆碱能神经的作用减弱,所以兴奋占主导地位,因而心跳会加快,并有心血管系统的症状,同时因能量不足(糖代谢障碍),会出现心力衰竭。因维生素 B_1 能使血管致密,因此维生素 B_1 缺乏时,则会出现血管壁疏松、通透性增加,蛋白质和水分外流而出现水肿。胆碱能神经支配内脏的叫迷走神经,除心脏之外,对肺、肝、肾、胰、胃、肠等内脏起兴奋作用,交感神经则起抑制作用。胆碱能神经作用下降时,胃肠蠕动减慢、消化酶分泌不足,故消化、吸收、排泄功能低下,出现腹胀、食欲不振、便秘等症状。以前曾有一病例缺乏维生素 B_1,便秘导致将近一个月不排便,整个结肠都堆满粪块,异常痛苦,补足维生素 B_1 后,数日内大量排出干结粪块,病愈。

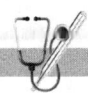

维生素 B_1 缺乏症一般表现为以下三个方面。

一是神经系统症状群,如记忆力减退、注意力不集中、易激动、睡眠不好等,并有手足袜套样感觉障碍、麻痹感、蚁爬感等。

二是心血管系统症状,如心跳加快、血压上升、心电图改变、水肿等,严重者可发生心力衰竭。

三是消化系统症状,如腹胀、食欲不振、便秘等。

维生素 B_1 缺乏症分为四型:干型(以神经症状为主)、湿型(以浮肿为主)、心血管型、混合型。其实,这只是疾病表现在某一系统为主而已,最终必定是混合型。

维生素 B_1 缺乏症的发病机理十分复杂,病情发展也可以很严重,甚至可危及生命。但治疗却十分简单,补足维生素 B_1 后,病情即会迅速好转。可口服维生素 B_1 30 毫克,日 3 次,至病情完全好转为止。值得一提的是:维生素 B_1 若长期大量使用,也会引起积蓄中毒,不可不察。

5.34 烟酸缺乏症

烟酸和烟酰胺是同一类物质,总称为维生素 PP,广泛存在于自然界中,瘦肉、鱼肉、动物肝脏、豆类、麦麸和蔬菜中含量丰富。

烟酸在体内要转化为烟酰胺才能起作用,参与体内的物质代谢。

烟酸缺乏时主要引起糙皮病,体表皮肤出现红斑、水疱(水疱溃破后易合并感染),后来病灶部位皮肤出现粗糙,增厚过度而结痂。

本病诊断并不困难,治疗也很简单,只要补充烟酸即可。可口服烟酰胺0.1～0.2克,日3次,皮肤合并感染的可适当使用抗生素。

烟酸缺乏症本是一简单的维生素缺乏症。但有时也有各种假象,以致大医院也无法确诊。下面介绍一个特殊的真实病例。

1990年4—5月间,广州市西郊沙贝岛横沙村一18岁的高中生因发皮肤病,后发展成全身皮肤化脓感染,在省内某大医院住院治疗2个月,丝毫未见好转。遂弃医回家,另寻别策。时街坊邻里,有不明就里者,私谓其风流年少,定是在花柳巷沾上不治之症也。少年闻得,几番欲寻短见,这可急坏了其父,世上有哪个父母不为儿女操心的?真正是心如刀割。当时,广州市第十二人民医院正在该村旁开设门诊部,由笔者主诊,于是其父带子来就诊。所见之状至今难忘,全身上下,从头顶至脚底,竟布满了鱼鳞片大小的化脓病灶,每个病灶之间隔着0.5～1.0厘米的正常皮肤,有的病灶正在溢脓,有的尚在结痂,但痂皮剥落后又复化脓,有脓腐臭味,无明显发热。询问治疗经过:初时在当地某厂职工医院诊治数次未果,再转某省级大医院住院治疗两个月,使用抗菌药无数,就是不见好转。说实在的,当时笔者也着实摸不着头脑。然而感染是肯定的,先抗炎再观察吧,于是静脉滴注先锋6号3克,连用4天,全然无效。思忖之,烟酰胺治疗皮肤病,以前也用过不少,而且效果挺好的,何不试之?当时也未考虑到烟酸缺乏症这一点上,只是从辅助治疗的角度出发,给予烟酰胺0.1克、维生素B_1 20毫克、维生素E 10毫克,每日3次,连用3日。谁料,服药两天,奇迹出现了,化脓的病灶竟全部消退,皮疹好转了80%,连服4天,病痊愈。其父非常高兴,带其子在村里"游街",逢人便说并让人看,意即

第 5 章 疾病各论

让人相信，其儿子并非像人们猜想的那样。

该病例起病后历时两个多月，耗资无数，最后竟然在两三天内痊愈，不留痕迹，其花费即使在今天也不过人民币 20 元。能不说是奇事吗？感慨之余，不能不令人慨叹大自然的奇妙，一个原本很简单的小病，竟生出这般复杂的景象来，以致大医院医生也被假象误导。这样罕见的病例，笔者觉得很有必要记录在案，以供人们参考。

5.35　小儿遗尿症

小儿从出生至 2 岁前遗尿是正常的，2 岁之后，神经系统发育基本完善，大脑皮层对下级中枢已能够有效地控制，遗尿现象逐渐减少至消失。3 岁以后的小儿，偶尔有一次遗尿属正常，但如果经常遗尿，即视为不正常，称小儿遗尿症，有些严重的甚至每晚遗尿 2～3 次，这就需要治疗，如不治疗，随着年龄的增长，势必对儿童的心理造成不良影响。

笔者曾接诊过一例患遗尿症的女孩，18 岁。据其母说，自小一直遗尿，每晚 1～3 次，因不好意思去就医，所以一直未作治疗。心理受到很大影响，性格严重内向，不敢进入社会，毫无社交活动。经过近一个月的治疗，主要是用中药固肾、缩小便之法，得以好转。之后，改变心理状态至正常并融入社会，结婚生子，过上正常生活。遗尿现象为何能持续这么长时间呢？这确实不大好解释，即使是肾虚也只是夜尿多而不会遗尿。笔者认为，这一现象只能以生物钟来解释。

小儿遗尿的原因，一种情况常较见，是睡眠时大脑皮层仍处于活动状态，即梦多，在梦中仿佛身临其境，因而遗尿；另一种情况是睡得太沉，大脑皮层处于较深的抑制状态，因而下级中枢相对兴奋，通过反射弧自主地做出排尿反射。前一种情况若兼有肾虚（泌尿增多）的，有可能使遗尿形成一种条件反射，导致遗尿，但这种条件反射最终将受到清醒时形成的条件反射所制约并代替，因而遗尿终止。后一种情况若兼有肾虚则容易形成持续遗尿，但人的精神活动随着社会活动的逐渐增多而旺盛起来，最终仍是可以控制条件反射的，所以，持续遗尿到年长的现象确实是极少见的。

治疗：梦多遗尿的患者给予口服安定片 1.25～2.5 毫克，每晚睡前服，连服数晚。通常首次服药即有效，连续服药可纠正。

对抑制过深（睡得过沉）遗尿的，给予氯酯醒，晚上服。现在此药已缺，可尝试下午喝咖啡。

兼有肾虚的患者可口服壮腰健肾丸和金匮固肾丸。

另外，针灸曲骨穴（在耻骨联合上方 1.5 厘米）治疗小儿遗尿症也有很好的效果。

5.36 小儿厌食症

小儿厌食症很常见，原因也很复杂。在物资匮乏的年代，文明程度低，卫生条件差，很容易造成小儿消化功能紊乱。营养不良、虫积、疳积都是引起小儿厌食症的因素。

现代经济条件优越，有些疾病是越来越少见了，但小儿厌食症仍然存在，且很常见。主要原因在于饮食的种类和数量方面。所谓民以食为天，人的食欲是很难控制的，尤其是

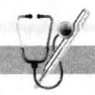

小儿，吃滞了、吃坏了，同样可以引起小儿厌食症。

（1）吃滞了，就是吃多了。吃得过饱、吃肉过多，超过了自身的消化能力，过剩的食物就会发酵，产酸产气，壅滞肠胃，反过来变成厌食。

（2）吃坏了，即生冷食物吃多了，会伤脾胃，肠胃中出现湿、滞、热的反应，腹胀、腹痛、大便秘结或腐烂有酸臭味，出现厌食。

治疗：以中药治疗效果较好。

处方：竹叶9克、灯心花10扎、山楂9克、麦芽15克、炙甘草5克、陈皮4克、鸡内金9克、枳壳6克、栀子9克、蝉蜕5克。

这是一组基本方，单纯的食欲不振用此方有效。如果病症复杂，可根据下列情况加减：

（1）便秘：如2～3天无大便的患者加番泻叶，用开水泡服（当茶叶用）。5岁以下用1克，5～10岁用1.5克，10岁以上用2克。晚上9点钟服。

（2）便溏（腐烂带臭味）：加黄芩6克、薏苡仁15克。

（3）腹胀大便干者：加莱菔子4克。

（4）夜睡不宁者：加钩藤10克。

（5）舌苔厚者：加法半夏4克。

（6）口干喜饮水者：加麦冬9克。

此方的主要作用是清肠胃热、开胃消滞、理气健脾，在小儿厌食症中普遍使用，效果确实，反复使用均有效。

5.37 小儿跛行

小儿跛行只是一种症状,其实质是股四头肌肌腱轻度拉伤或扭伤。这是2～7岁小儿较常见的一种运动损伤之疾。

2岁以上的小儿天生好动,跛行大多是因起步过急或跳跃,股四头肌腱受突然的力作用,容易产生牵拉伤,导致炎症。发病初,由于不是严重损伤,很难觉察出来,待一定时间后产生炎症,由于痛不敢行走才被家长发现,勉强行走时就会出现拖步和跛行现象。

这种轻微的损伤,经过恰当治疗,很快就会恢复;如不经治疗或处理不恰当,损伤也可持续一段时间,或者导致肌腱易损伤的后果。

实例一: 2000年,一位饭店老板,有一天发觉他的儿子(2岁多)蹲伏在地上不动,拉他行走时发现跛行,一时吓慌了,赶紧送去中医正骨医院就医。经拍片骨骼没问题,外敷跌打药,一周后仍未见效,仍然跛行如故,后经人介绍来诊。

实例二: 2003年,一个3岁女孩由家长发现蹲伏不动、跛行。紧急到儿童医院就诊,当时医生诊断是小儿麻痹症,告诉她即便治疗好了,也会留下终身残疾,吓得家长当时就哭了。医生说要住院,患儿家长因未带足钱,故开了两天的药带回家了。因是熟人,遂来咨询。

像这样的例子还有很多,这是实实在在的一种病症,虽然看起来很令人担忧,事实上此症非常好治。像以上这些例子,打一针、服一次药,最快的两小时患者就可以到处跑了。不过,首先要认准此病:它的特征就是原本活跃好动的小孩,突然蹲伏不动，再看看他的表情，若是自然无痛苦状的，必定就是此症。按本节所述方法治疗，很快便会好转。

但在1988年，笔者最初接触此症时，倒是费尽了心思。后来认定是非菌性炎症，运用强的松治疗，一周之后才见效。笔者经过对诸多病例的治疗，总结了一组治疗非菌性炎症，同时亦适用于自身免疫疾病的药方，用于治疗此类疾病是最合适的。

针剂：风湿灵+地塞米松肌肉注射，一次即可。

口服药：风湿灵片、双氯灭痛、保泰松、强筋松，每日服3次；强的松每日服2次；炎痛喜康每日服1次。具体药量依年龄而定，可参照本书附录"常用药物剂量表"。

治疗此类疾患，有条件的，注射一次效果更快更好；没有条件的，仅口服药也同样有效。

5.38 夜　　尿

夜尿与遗尿两者之间虽不无联系，但两者之间却有着本质的不同。遗尿多见于小儿，夜尿则多见于成人。夜尿多者若发生在小儿，则很容易导致遗尿症。

所谓夜尿，指夜间入睡以后因尿急需起床排尿。正常人在入睡前若饮水多时可有1～2次夜尿，若饮水不多是不需要排尿的。如果睡前没有过多饮水而连续夜间排尿1次以上的，即可视为夜尿（指睡着以后，未睡着前不算）。

夜尿属中医范畴，西医是没有相关叙述的，而且也没有有效的治疗方法。中医认为夜尿是肾阳虚、肾关不固的表现。时间越久、夜尿次数越多，则肾阳虚越甚。除夜尿之外，尚有面色㿠白、乏力、腰酸腿软、耳鸣头昏、畏寒等肾虚症状，不可不治。历代医家对本症都有方略，下面介绍一组运用得较好的方剂。

处方：熟地黄 20 克、菟丝子 9 克、山药 12 克、五味子 9 克、龙骨 30 克、牡蛎 30 克、金樱子 6 克、益智仁 12 克、乌药 9 克、杜仲 9 克、巴戟天 9 克、沙苑子 9 克。水煎服，每晚睡前服 1 剂，连服 4 天。

解说：夜尿属肾虚、肾阳虚。肾的功能主水，人体肾一天可泌出尿液（称原尿）可达 200 升，经肾的重吸收功能，最终只排出 2 升左右。肾阳即指肾的重吸收功能，虚则功能减弱，因此排出量超过 2 升。最甚者是笔者所见的一个 13 岁患病女孩，昼夜排出尿量 36 升，已超出了肾阳虚的范围，西医称为尿崩症，属于内分泌系统疾病。肾阳虚者，尿量必然增多，白天尚无明显感觉，至夜阴分由弱渐强，阳分则由强减弱。正常人在此时虽然阳分最弱，仍能维持本位机能，肾阳虚者则不能维持这个机能，因此夜尿多。

肾又主髓，脑髓受肾的先天之精所养，肾气充沛则脑髓好，反之则弱。所以肾虚日久，脑的功能亦差，表现为呆滞、反应迟钝。夜间进入抑制状态时，不能对下级中枢保持有效的抑制，因而出现遗尿，这是肾虚所致的遗尿。肾虚遗尿者通常年龄都较大些，笔者曾在 1984 年治疗过一例 18 岁女性，在 1998 年治疗过一例 12 岁男性，都是肾虚遗尿患者，经用本法治疗一段时间而恢复，愈后没有再发。

本方的主要作用是滋肾、补肾阳、固肾、缩小便。适用于因肾虚夜尿多者和肾虚遗尿者。

5.39 汗　　证

汗证分为手足多汗症、盗汗、自汗。

5.39.1 手足多汗症

本症多发于青壮年，表现为手心、脚底出汗多，严重的病例，出汗如流水，不敢穿鞋袜。

治疗：用1%福尔马林液浸泡手足。即取市面上出售的福尔马林溶液10毫升，加水1000毫升即成。浸泡手足20分钟见效。或取阿托品片10～20片，溶于1000毫升温水中，浸泡手足亦有效。

5.39.2 盗汗

入睡之后出汗者称盗汗。盗汗是阴虚的特征表现之一，患盗汗者多有阴虚的症状，如头昏、耳鸣、腰酸、口干、乏力、手心出汗、夜间睡眠中出汗（多为上半身）。脉细数、舌质红、无苔。阴虚中较突出的一点就是口干，尤其是夜间口干，这是阴虚的诊断要点，阴虚之轻症者，其他症状或不齐全，口干却必有之。

治疗法则：滋阴生津、敛汗。

处方：熟地黄20克、生地黄15克、玄参15克、麦冬10克、黄柏9克、知母9克、地骨皮9克、泽泻12克、五味子9克、牡蛎30克、糯稻根15克。水煎夜晚服，每日1剂。

解说：阴虚轻症者通常用熟地黄、麦冬、牡丹皮或地骨皮即可，但有些较顽固的不一定能补，所谓虚不受补，若此可加生地黄、玄参，必可补之。阴虚有汗者用地骨皮，无汗者用牡丹皮。全方可育阴潜阳、生津敛汗。

实例：李某，男性，27 岁。强劳动之后腰痛一周余，经休息后未能恢复。后来并有头昏、耳鸣、乏力等症，口干，尤以夜间明显，睡眠时出汗。近来愈甚，整件内衣湿透，觉头昏乏力症状加重。舌质红，无舌苔，脉细数。诊断为肾阴虚。

处方：熟地黄 30 克、玄参 15 克、生地黄 20 克、黄柏 12 克、知母 9 克、菟丝子 9 克、泽泻 12 克、地骨皮 9 克、五味子 9 克、牡蛎 30 克、糯稻根 15 克，晚间服药。两剂后，症状全部消退，盗汗止，体力恢复。

解说：这一类病症属功能疾病，没有实质器官的损坏。这类病通常是症状越明显、感觉越严重，治疗效果则越好。如本例，肾阴虚之症越明显，则用药目标越明确。所以服一剂即大为好转，两剂便能痊愈。这是中医药的特色和妙用，反观西医，在这方面是缺乏的，即使到目前也没有很好的方法。因此，这类病的治疗方法的选择仍然非中医莫属。

5.39.3 自汗

白天清醒状态，除高温环境和运动状态外而出汗者称自汗，为阳虚病症。白天，人处在活动状态，产热量增加，散热主要靠皮肤的蒸发出汗与辐射散热。但皮肤的散热功能受神经系统（所谓阳气）的节制，不能无限度地散热。在阳虚时，皮肤散热功能得不到适当的控制，散热过多，因而出汗，甚至不活动也出汗。此外，尚有易疲劳、腰酸、畏寒、面色㿠白等阳虚症。

治疗法则：补气、温阳、敛汗。

处方：黄芪 9 克、白术 12 克、防风 9 克、杜仲 9 克、巴戟天 9 克、五味子 9 克、浮小麦 12 克、糯稻根 15 克。

5.39.4 卫虚

卫虚本不属汗证，而属阳虚的一种。中医把人体由表及里分为卫、气、营、血几个层面，各层面也有阴阳之分。卫是最浅表、最外向之处，以阳分为主。所以，卫虚通常是指卫阳不足，其症有怕风、怕冷、稍有风吹即汗毛竖起，容易感冒，动则易出汗，所以把它归在汗证里叙述。

治疗法则：补气固表。

处方可用中医传统有效的方剂玉屏风散：黄芪 12 克、白术 12 克、防风 9 克，水煎服。

5.40　湿　证

中医的外因致病因素，风、寒、暑、湿、燥、火六因中，湿是其中常见者，尤其在南方。感受雨淋，或长时间停留在潮湿阴暗的环境而致湿证，这是外在因素致病，称外湿；在脾虚的基础上，进食生冷食物伤脾，致生湿证，这是内因致病，称内湿。

5.40.1 外湿

经雨淋之后，通常在 1～2 天内起病，症状有头重如裹、肢体困重、胸闷气短、食欲不振。苔厚黄腻，脉浮缓或略数。此症有时与肝炎的起病极相似，不易鉴别。实际上，以前有很多这样表现的病例，经检查后确诊为肝炎。但两者仍然有区别，需细心了解才能发现。肝炎的乏力是活动后加重，比如步行，肝炎是越行越觉乏力，湿证则是活动后减轻，即静止起步时很觉肢体无力，一经活动之后便觉乏力有所减轻，甚至能劳动，这是鉴别两者的根本所在。湿证的治疗，西医是没有好方法的，而中医却有很好的效果。

处方：羌活9克、防风9克、黄芩9克、茵陈20克、泽泻12克、茯苓12克、萹蓄9克、木通12克、车前子12克、甘草6克。

注：上身困倦者用羌活、下身困倦者用独活，是古人用药之妙，今人可不管如何，或用单味，或双味同用均可。

5.40.2 内湿

多为饮食伤脾所致。大致有两种情况：一种是平素肠胃功能不甚好的，容易被生冷食物所伤；另一种是平素体质较好的，因过食生冷食物，如过量饮啤酒、饮料等，也可伤脾引致内湿。

症状有乏力，或非常疲乏，头重感、胸闷腹胀、食欲不振、饥而不欲食、恶心欲吐或呕吐、小便清长、大便溏薄，一日大便数次但量少，或咳有痰，脉缓，舌苔白腻。

治疗法则：燥脾、健脾胃、行气化湿。

处方：党参9克、白术12克、炙甘草6克、木香9克（后下）、黄芩9克、枳壳12克、法半夏12克、陈皮6克、薏苡仁20克、车前子12克、泽泻12克。

中医云：脾喜燥恶湿、脾气宜升不宜降，一旦受湿所困，脾气不能升举，则运化失司而倦怠，产生消化功能障碍。燥脾之药是法半夏，舌苔厚者，用量偏大些，可用12克，舌苔薄者用9克。胃气宜降不宜升，虽喜湿恶燥，但受脾的主使，只有脾好，胃才能正常，所以治疗主要针对脾。党参、白术、炙甘草健脾胃；木香、黄芩、枳壳理气；陈皮、法半夏燥脾；

薏苡仁、车前子、泽泻祛湿。本方主要是治脾虚之内湿，但湿证有时是比较复杂，有内湿而兼外湿的，有脾虚而兼肝盛的，有湿而化火的。因此，要适当考虑用药的范围，下面以病例来说明。

实例： 张某，男性，50岁。初起病时由感冒而起，症有头痛、乏力、鼻塞、打喷嚏、流清鼻水、轻咳，初觉咽干喉痒，平素脾胃稍差，有长期胃痛史。初服过感冒药，饮过冷开水，鼻塞、打喷嚏、流鼻水等症好转。但仍觉头昏、肢体乏力、怕冷，有时有轻微发热，再服西药百炎净、双氯灭痛、安乃近、扑尔敏等。服药后觉好转，数小时后又复如初。而且觉胸闷、两胁胀痛、恶心欲吐、不思饮食、口苦、大便烂，有时觉热，再服西药，情况如前，症状反复不退，如此7日。因患者是医生，至第七日午后，猛然醒悟：这不是感冒，而是湿证。虽以感冒起病，服西药已好转，但因平素脾胃多虚，饮冷开水之后，引起内湿，数天之后由湿郁化火，因此觉热；并有肝热之象，因此两胁胀痛，口苦；进而横克脾土，因此恶心欲吐。据此自拟一方如下。

处方：柴胡12克、茵陈20克、枳壳12克、木香9克（后下）、黄芩9克、栀子12克、薏苡仁30克、车前子12克、香附12克、香薷12克、泽泻12克、朱苓12克、炙甘草6克、法半夏12克、陈皮6克。下午3时服药，5时起床，症状全部消退，顿觉神清气爽，浑身轻松。次日再服一剂而愈。

解说：本例是典型的内湿化火，并有肝热横克脾土之症。西药是无效的，中药的运用也不能仅限于燥脾化湿。因而加上柴胡、茵陈、香薷以清肝热并去全身的湿气，加栀子以降火，加香附通行十二经。这样用药更趋完善，因而药效发挥甚好，一个小时就明显好转，这在中药治疗来说也属少见。实际上，此方用于较复杂的内湿兼证，以前也用过不少，都是很有效的，比如有些病例，内湿兼证与肝炎一时不易鉴别，又值星期六、星期日，医院一般不做检查，医生即与患者商量：不如先开一服中药，待服后如不见效再去医院检查。结果一服中药就症状全消了，这样的例子是不少的。本例只是以感冒开头，一度转移了视线，直到后来症状越来越明显才能看清楚。

5.41 外感传里证

本病在中医六经辨证中称少阳经证，亦叫少阳病，或称半表半里证。意思是外感本是表证，因未经治疗或治疗无效，病向内里发展，又未到里证程度，因此成为半表半里之证，这是一般的说法，学中医时老师也是这么说的。也有一说认为初起病就成为半表半里证而不经过外感阶段的，称为直中。但笔者始终觉得这一说法尚欠准确。

从临床经验看，太阳经证是感冒，这是由病毒引起的，抗病毒、抗炎治疗很有效；少阳经证本身就表现为"半表半里"症状，两者都是各自独立的疾病，表现相似却又不同，治疗全不相同，不存在转变关系。

病症表现：头痛如裹、寒热往来，即一会儿寒一会儿热、发热并有出汗、周身乏力、胸闷、口苦、恶心欲吐、轻咳，有时有鼻塞流鼻水。检查：舌质红、舌苔薄、脉弦数。以上症状中，头痛如裹、时冷时热、口苦欲吐是少阳经证的重点，有此几点症状就可确定，基本不会错的。

少阳病如未经有效治疗，可以持续数月之久而难以自愈，这与感冒又有不同。

第 5 章 疾病各论

治疗：中医有治疗少阳病的传统方剂名小柴胡汤，善用者且须随症加减。

处方：柴胡 15 克、党参 9 克、黄芩 9 克、法半夏 9 克、陈皮 6 克、炙甘草 6 克、木香 9 克、枳壳 12 克、桂枝 4 克。

方中柴胡是主药，用量宜大，桂枝是佐药，且有相当燥性、热性，在本症中用量不宜超过 4 克，如果作辛温解表药用也适宜用 6 克为好，多用无益。曾有过一例感冒用桂枝 15 克者，症状非但无好转，反而引起胸闷烦躁，心率增至 180 次/分，出现心衰征兆，用此药宜慎也。

病例：李某，男性，35 岁。1984 年时因患"感冒"，未予治疗，后渐觉头痛、乏力、胸闷、咳嗽（不多）、口苦咽干、寒热往来、恶心欲吐，症状持续已两个多月，经多间医院诊治，均按感冒治疗，无效。由熟人介绍来诊，当时了解的病症要点是头痛似有物件箍住一样、寒热往来、口苦欲吐，即诊断为少阳经证无疑。给予小柴胡汤两剂，服后已愈大半，再服两剂痊愈。

这是笔者从医早期收治的典型而显效的病例，因而记忆犹新，甚至连患者名字也记得（后来成了朋友）。在后来的实践中也接手过不少中医院经治后的病例，都是诊断为外感传里证，但却用解表药为主，自然效果不好。可见，"外感传里证"的称谓是容易产生误解的，本书沿此称谓只为易引起读者兴趣罢了。

"少阳经证者，小柴胡主之"，是中医歌诀，做医生的，只因诊断与用药不够坚信才致不效，值得注意。

5.42　阴囊湿疹

此症较简单，即阴囊及会阴部位瘙痒，皮肤或出现水疱，女子则在会阴部发病。通常以男性多见，女性极少。

水疱为不规则散在阴囊表面，没有明显的皮损，瘙痒也不甚严重。此外，周围皮肤均正常，这点可与体癣鉴别，若癣者均有皮损，且皮损周围呈圆形或半圆形突起，中央平滑，甚痒或剧痒。癣者可用复方土槿皮酊涂搽而愈。

阴囊湿疹者，在西医似未有记载。中医早有记载，认为是肝经湿热，龙胆泻肝汤主之，二至四剂可愈。

处方：柴胡 12 克、龙胆草 9 克、赤芍 9 克、牡丹皮 12 克、木通 12 克、栀子 12 克、黄芩 12 克、郁金 12 克、枳壳 12 克、青皮 6 克、甘草 6 克、钩藤 12 克。

5.43　急性结膜炎

急性结膜炎俗称"红眼病"，是由病毒引起的急性眼结合膜炎症，有传染性。在流行时传染性很强，曾发生过多次大流行，流行多发生在夏秋之间。

本病发病迅速，初时感觉眼有微痒，以手揉之，数小时即出现眼结膜充血、红肿、畏光、流泪、眼痛。多数是一侧眼先发病，迅而累及对侧。男女老幼皆可发病，而且可多次发病，人类对本病的免疫性是短暂的。根据症状诊断不难，

第5章 疾病各论

甚至一看便知。

治疗：轻症者可使用口服药物：百炎净、扑尔敏、吗啉呱、双氯灭痛、维生素 C，外用斑马眼药水和可的松眼药水混合滴眼。重症者加用穿心莲针和地塞米松针肌肉注射，每日 1 次，连用至好转。穿心莲针剂对病毒感染是有效的，不少病例单用穿心莲针而不用口服药，连续注射 5 天可痊愈。中药也能加速病情好转。

处方：竹叶 12 克、栀子 12 克、木贼 12 克、草决明 12 克、牡丹皮 12 克、木通 12 克、甘草 6 克、牛蒡子 9 克。水煎服，儿童减量。

此方对非结膜炎的小儿结膜分泌物（俗称眼屎）增多也很有效，常常一剂就能使之清除（主要是清肝热之故）。

5.44 泪 管 炎

本病多见于初生婴儿至 3 岁前小儿。

眼部的结构（图 5 - 14）有一个防护系统，起清洗异物、润滑结膜、消毒杀菌的作用，这就是泪腺系统。泪腺位于眼的外上方，当眼部受到刺激或精神受重大刺激时，通过神经的作用，泪腺会分泌出大量泪液，通过眼睑活动浸过整个眼球表面，经过内眦角下缘鼻泪管口进入泪管，流入鼻腔。若泪液太多，泪管口接纳不及，就会溢出而外流至脸部。

婴幼儿期，因生长旺盛，热火炽盛，容易出现泪管肿胀，或因分泌物黏稠易造成泪管堵塞性炎症，炎症明显者可见泪管口附近肿胀或有硬结。先天堵塞的也不少见，主要症状是流泪。其实，大多数先天堵塞都是不完全的，多是由于泪管发育未完善，当未有泪水通过时处在黏合状态。所以儿科有专门通泪管的处理，一经通开，便能保持顺畅。

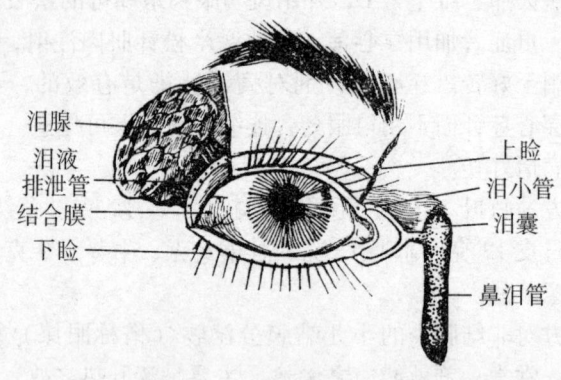

图 5-14 眼的结构（右眼）

注：图片引自《医用人体学》。

炎症时可适当使用抗菌消炎药如百炎净、双氯灭痛或强的松等。

使用中药以清热是很必要的，皆因婴幼儿热火重，经常用些清热降火的中药，可帮助其调节阴阳平衡，减少生病。可用腊梅花15粒加水加糖蒸服；也可用栀子5克、黄芩3克、通草2克、甘草3克煎服。

5.45 口 腔 炎

口腔炎包括口腔溃疡、糜烂性感染性口腔炎、鹅口疮。

5.45.1 口腔溃疡

口腔溃疡是缺乏维生素 B_2 所引起,小儿及青壮年多见。其特点是口腔两侧颊黏膜、舌、舌下等部位出现一个至数个针尖大小至黄豆大小的黄白色溃疡点,疼痛。在小儿则因痛而不敢进食,因不敢吞咽而流口水。轻症者不发热,重者或合并感染者可发热。除维生素 B_2 缺乏外,血热、心火重的时候,黏膜组织脆性增大,咀嚼硬物时很容易因摩擦而发生口腔溃疡,这种情况在营养水平较高的时候更多见一些。有的甚至反复发生口腔溃疡达一年之久。

治疗:给予适当的抗生素、维生素 B_2、维生素 C 即可。

处方:①中药:白茅根 15 克、麦冬 12 克、栀子 12 克、牡丹皮 12 克、甘草 6 克,水煎服,小儿减量。此方既可治疗也可用于预防。②中成药:知柏地黄浓缩丸,睡前服 15 丸可起预防作用,小儿减量。此药可调节阴阳平衡,降火除燥。

5.45.2 糜烂性感染性口腔炎

从临床观察来看,这类口腔炎应是先感染后糜烂。因为:一是发热在先;二是口腔可见多个鲜红色的炎性病灶。从咽周围至颊黏膜至齿龈均可见,部分病灶中央可见溃疡,溃疡面小如针尖,大如绿豆。所以说感染性是指有发热、炎性病灶,糜烂性是指其有溃疡。

另有一类相似的口腔炎,有人称作舌尖炎,就是溃疡点仅在舌尖范围,周围鲜红,有炎症表现。这类口腔炎以痛觉为主,多见于成年人,中医称之为"心火上炎"。糜烂性感染性口腔炎多见于小儿。

治疗:糜烂性感染性口腔炎的治疗见以下实际病例介绍。

舌尖炎(心火上炎)可使用抗生素百炎净、维生素 B_2、维生素 C 等;中药用黄连泻心汤:黄连 6 克、黄芩 9 克、黄柏 9 克、甘草 9 克,水煎服。此方是中医泻心火的第一方,用于实证,效果很好,1 剂见效。

实例:某女孩,2 岁半。发热 1 天,咽痛,饿而不敢进食,渴不欲饮。无咳嗽,两天未解大便。检查:体温 38.3 ℃,鼻甲轻度肿大,鼻腔、鼻中隔明显充血(鲜红),双侧颈淋巴结肿大,有压痛,咽充血(++),咽周可见数个红斑点直径约 0.5 厘米,红斑中心可见芝麻大小之溃疡点,双颊黏膜亦可见红斑及溃疡,牙龈红肿。心肺正常,腹部正常。

诊断:糜烂性感染性口腔炎。

治疗:肌注丁胺卡那针 0.8 毫升加地塞米松针 1 毫升 1 次;口服百炎净 1/3 片、强的松 1/2 片,日 2 次;维生素 C 0.1 克、维生素 B_2 10 毫克、安乃近 0.1 克、烟酰胺 1/3 片,一日 3 次;紫雪丹 1/2 支,一日 1 次。嘱服药后多饮水。

第二天复诊,发热已退,可以进食。检查口腔:红斑(充血)消退,咽部溃疡点消失,颊部溃疡点变浅变白,牙龈消肿,颈淋巴结变小,已无压痛。嘱继续口服西药,加中药 1 剂:竹叶 9 克、麦冬 9 克、甘草 6 克、生地黄 10 克、牛蒡子 6 克、牡丹皮 6 克,水煎服。

解说:从这例口腔炎看,感染是明显的,发热、充血、淋巴结肿大都说明感染;因为治疗得早(24 小时内),所以效果明显。抗菌、消炎是主要手段,抗生素用广谱百炎净、消炎药用强的松，这两个步骤同时进行，细菌得以抵抗、炎症病灶得以清除，所以症状很快退去。这类病例以前每年都有数十例，都是小儿居多，基本都是按此法治疗，大多数都在一两天内痊愈，少数需三天以上。有些难喂药的小儿即便服药一次也能好转。内热重的如不加紫雪丹或中药，也影响疗效，多饮水能使症状退得顺利，维生素 C、维生素 B_2、烟酰胺三药合用能很快地促进黏膜生长，缺一都不理想。

5.45.3　鹅口疮

鹅口疮亦称霉菌性口腔炎，理论上说是由肠道菌群失调所致，菌群失调又因滥用抗生素云。临床上可见很多病例都是以鹅口疮为首发病来诊的，并没有用过抗生素，倒是有可能哺乳时未能注意卫生，致使霉菌污染到婴儿口腔造成发病。不管原因怎样，对症治疗即可。

鹅口疮发病多在婴儿，由唇黏膜到颊黏膜甚至到咽均可见散在的不规则的或者成片的白色斑片。一般不发热，也很少出现胃肠道症状。但霉菌性口腔炎不可不治，若蔓延到肺则后果严重。

治疗：①抗生素的使用与否视病情而定，一般不需用。②可给予相应的维生素，如维生素 B_2、维生素 C 等。③可用小苏打片 3～4 片，用 100 毫升温水溶解后清洗口腔；或用龙胆紫溶液涂搽口腔，这是直接、简单、有效的方法。涂 1～2 次即可明显好转。

预防：哺乳期妇女应注意乳头清洁，可用高锰酸钾溶液清洗。方法是用高锰酸钾芝麻大小，溶于 1 000 毫升水中，使成淡红色即成。

5.46 牙周炎

牙周炎是指牙齿周围的牙龈发炎，实际即牙龈炎。有两种情况，一种是由细菌感染所致，另一种是中医所说的"风火牙痛"。

5.46.1 细菌性牙周炎

致病菌多是葡萄球菌和链球菌，起病时一般都有寒战、发热，炎症部位肿胀、疼痛剧烈、触痛明显。如治疗不及时可致化脓。何谓治疗不及时？就是初起病时，发热时只用退热药或饮凉茶而不用抗生素。曾有一病例于牙痛第二天即化脓，至牙科切开后排脓 200 毫升。一般在发病两三天后如治疗不见效者才会化脓。如果早期治疗，即在发热、牙龈肿痛时给予肌注林可霉素 0.6 克加地塞米松 5 毫克，口服百炎净 2 片、强的松 1 片，日 2 次，甲硝唑 0.2 克、维生素 C 0.2 克、去痛片 0.5 克，日 3 次，则病情很快好转，不致化脓。或者不用肌注，仅口服也能使炎症及时转归而愈。但要注意，有胃痛者不能用强的松，可用双氯灭痛。

5.46.2 风火牙痛

这是中医说的风火热毒所致的牙龈炎。通常是牙龈较红，热症重，肿胀轻微，不会化脓。虽肿胀轻微，却疼痛异常，即使舌尖触到也极痛。这是风火壅闭、热出不来所致。笔者曾亲身经历过，那是 1980 年，当时还对中医治疗此病认识不深。用西药两天全然无效，后听中医师介绍，无奈之下，遂试之。竟然服药后 3 分钟内肿痛全消，真神奇。从此之后，笔者对中医刮目相看，并时常研习之。当时录得处方如下：

生地黄 20 克、石膏 30 克、栀子 15 克、麻黄 6 克（后下）、细辛 6 克（后下）、芦根 15 克、苍耳子 9 克、蜂房 9 克、甘草 6 克、荆芥 9 克。煎药服后，不要喝水，让药液黏附在牙龈上，旋即消肿止痛，妙不可言。

5.47 外耳道炎、中耳炎

外耳道炎与中耳炎虽然是各自独立的疾病，实际上距离非常近，中间仅隔着耳膜，若感染或炎症范围稍大一点都会相互影响而共成一病。如果耳膜穿孔，那就无界线之分了，此病可发生在任何年龄，但 2 岁以下小儿较少见。

症状：较简单，一般为耳痛、流脓或流水，重症者可发热。

治疗：用以下药物，通常显效快。较重者肌注丁胺卡那霉素或林可霉素加地塞米松；一般症者可口服百炎净、强的松（有胃痛者用双氯灭痛，日 2 次；菠萝酶、维生素 B_2、维生素 C，日 3 次；扑尔敏白天服少量，睡前加倍量服 1 次；外用复方新霉素滴耳液（可用可不用）。

解说：多数人在感冒的时候，为清除鼻涕，常常用两手指捏鼻的方法，由于压力高，鼻腔内分泌物会冲向中耳道，容易并发中耳炎。感冒是病毒所致，以流清鼻水为主要表现，医学上称此为"卡他性炎症"，由此引起的中耳炎亦称"卡他性中耳炎"。如无合并细菌感染，一般不化脓，只觉耳痛。外耳道炎则多因挖耳时损伤引起；或耵聍堵塞引起负压而痛，外耳道壁受压而发生炎症；或异物进入（水或昆虫等）引起。外耳道属皮肤组织，皮脂腺管堵塞可引发细菌感染如疖、疮等，此时检查外耳道可看到突起的疖疮，触之极痛。

外耳、中耳结构见图 5–15。

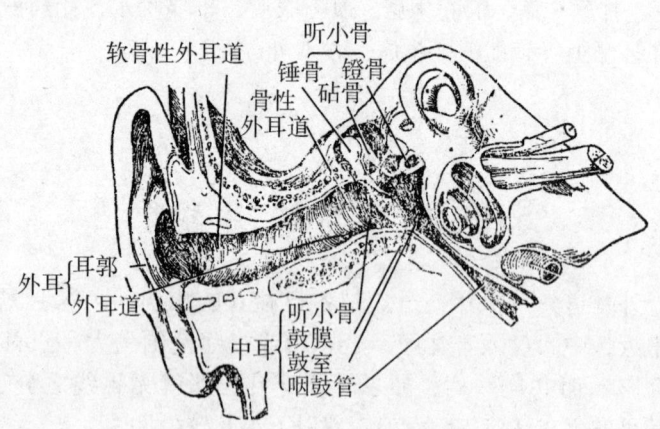

图 5–15　外耳、中耳结构

注：图片引自《医用人体学》。

炎症基本有两种：一种是有细菌感染或病毒感染，细菌感染者可化脓，多有发热；病毒感染者只流耳水，多不发热；另一种是物理性炎症，由异物所致，只觉痛，无脓无发热。外耳道检查无异常发现的属物理性炎症；发现红肿的，即便无脓，也是细菌感染所致。

用药时，有红肿流脓者，适宜用林可霉素；无红肿而流水者，适宜用卡那霉素（丁卡），口服药物则基本都适用。扑尔敏有嗜睡副作用，使用时要注意，睡前加倍量用最好。

忌口：鸭、虾、蟹、蛋、豆类。这些食物都极易引起外耳道炎、中耳炎复发，即使愈后数月都会复发，因此愈后至少应忌半年以上。

5.48 慢性鼻炎、鼻窦炎

在正规医书里,这两种病是分别记载的,但实质可视为一种病。炎症由鼻甲开始者称为鼻炎,若治疗有效即终止;若无治疗或治之不愈,蔓延至鼻窦,则称为鼻窦炎。从推理可知,鼻炎多于鼻窦炎,鼻窦炎重于鼻炎。鼻窦炎是较难治愈的。

症状:鼻塞、流鼻涕,鼻涕可浓可稀,排出鼻涕后可短时间感觉舒服。鼻窦炎则不易排出鼻涕,病程长者可有头痛,鼻窦部可有压痛,一般不发热,发热则提示有急性炎症发生。

治疗:治疗本病的方法很多,各有所长。这里介绍笔者常用的方法。

处方:

(1) 口服药物:百炎净、强的松(胃痛者不宜),日2次;溶菌酶或菠萝酶、双氯灭痛、维生素C或维生素B_2,日3次;扑尔敏晚上服加倍量。

(2) 外用:四环素半片、麻黄素2片、扑尔敏1片研末,加水20毫升溶解后滴鼻,日3次。

(3) 中药:辛夷花9克、苍耳子9克、荆芥9克、防风9克、连翘12克、芦根15克、生地黄15克、黄柏9克、藁本9克、牛蒡子12克、蜂房9克、麻黄6克(后下)。水煎服,每日1剂,连服6~9剂有效。

急性鼻炎用西药或中西药合用效果较好。抗生素对慢性鼻炎及鼻窦炎的作用已不大。从笔者接诊的10多例来看,采用上方中药加扑尔敏睡前服,连续 9 剂左右,近期(半年)效果尚好。中药的作用主要是疏通鼻腔,利于引流鼻涕,减少分泌,使鼻腔和鼻窦趋于干净而减小细菌繁殖的几率,中药本身并无确切的抗菌作用,最终仍靠机体免疫系统清除细菌,所以产生效果较慢。扑尔敏则只在睡前用,白天可不用。

5.49 萎缩性鼻炎

这类鼻炎不多见,症状是鼻孔干燥,嗅觉减退甚至消失,无鼻塞,无鼻涕,或有头痛。

病变的本质是鼻甲萎缩。呼吸的空气主要通过下鼻道进入气管,鼻甲萎缩时,对空气的润湿和加温作用减弱,吸气时常可致头痛,天冷时更甚。上鼻道是嗅觉神经末梢集中的部位,鼻甲的萎缩影响神经末梢的结构和功能,因而嗅觉减退或丧失。

检查:鼻甲萎缩、发白、干燥,上鼻道可见苍白区。

本症之治疗较困难。晚期者基本难以治疗,中早期者主要采用扩张血管、增进局部营养、刺激神经末梢促进传导、局部润滑等方法治疗,会有较好效果,能在一定程度上改善症状。但能否令萎缩状况改善则不确定。

口服药物:烟酰胺 0.1 克、胱氨酸 0.1 克、维生素 AD 2 片、维生素 B_2 15 毫克、地巴唑 10~20 毫克,一日 3 次,服药一段时间。

外用药:甘油滴鼻。

中药:可用黄芪 9 克或人参 6 克煎汤服,连续服用 1 个月以上,隔日服 1 次。

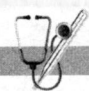

西药应连续用药,观察病情恢复情况而决定是否停药。人参应连续用3个月左右,初期隔日1次,后期可隔两三天1次。主要是借其大补元阳的作用,期望萎缩的鼻甲可以重生。

5.50 过敏性鼻炎

人们很容易将过敏性鼻炎与感冒相混淆,因为两者同样都有鼻塞、流清鼻水、打喷嚏的症状。但两者有着本质的不同,感冒由病毒引起,除有上述症状外,还有全身症状:头痛、乏力,并且较易合并气管炎,有咳嗽、咳痰等。过敏性鼻炎则多由物理因素致病,如吸入花粉、油烟或其他有刺激性的气味;食辛辣食物后"上火";鼻毛过长,常于揉鼻时牵拉鼻毛而刺激鼻腔;受寒;等等。

本病特征:发病时多由鼻痒开始,接着便打喷嚏,打喷嚏的特点是连续打七八个至十多个,曾经有一例患者,据他所述,他数着足有100个。这未免有点夸张,但说明一点,连续打喷嚏是本病的特征。打喷嚏时伴鼻塞流鼻水,喷嚏停止后鼻塞流鼻水也停止,继之恢复正常。但一天之内可多次发作,而且持续一段时间,天天如此,如有一例患者持续了两个月。总之,经治疗者很快好转,不经治疗者则持续不停。

治疗:口服药物四环素或百炎净、强的松或双氯灭痛,日2次;烟酰胺、维生素B_2,日3次。打喷嚏时服扑尔敏1片,睡前服2片。服药后可以在20分钟左右停止打喷嚏,如不是顽固者,服药1次就可以,顽固者须按时服药。

中药:必要时可加用中药,一般不需用,处方同慢性鼻炎。

抗生素可视情况而用，从理论上说，抗生素对本症作用是不大的，甚至没有使用的指征。实际应用中却不尽然，百炎净与强的松配合应用仍然是很有用的，单用效果都不理想。治疗本症通常使用西药即可，如效果不理想时可再加中药。

预防： 避免吃辛辣食物，平时常服知柏地黄丸，可调节阴阳平衡，减少或避免发作。

实例： 关某，女性，38岁。1994年起患过敏性鼻炎，常常打喷嚏、鼻塞，打喷嚏在晨间严重，常连打十多个，并有鼻痒、流鼻水，无头痛，无咳嗽。在当地卫生所诊治过，效果不明显，来诊前已打喷嚏2个月，几乎天天如此。

这是典型的过敏性鼻炎，不需做什么特殊检查。经使用百炎净、强的松、烟酰胺、胱氨酸、维生素B_2和扑尔敏等药后，第二天发作即停止。停药后一周复发，再治，又好转。不久又发，再继续同前治疗，经深入了解，建议患者常剪鼻毛，以手指捏不到为准；不吃辣椒，平常多饮水。并加用中药栀子、黄柏、牡丹皮、生地黄，煎服，此后数月未发。几年之后再发，但较轻，每次打喷嚏五六个，继续以前的治疗，又好转，后来偶然发作一次，至2005年后基本不再发作。

过敏性鼻炎在发作时治疗效果是很好的，但治疗药物不能起预防作用。发病的基础是阴阳平衡调节不好，外界的不良刺激很容易诱发该病。若治疗、预防、饮食等调节得好，经过一段时间之后，可以终止发作。

第 5 章 疾病各论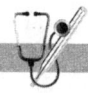

5.51 鼻　衄

鼻衄即鼻出血，往往是某些出血性疾病的表现之一，例如白血病、再生障碍性贫血晚期、血小板减少性紫癜等。但它们都有原发病的主要表现，鼻出血只是其中症状之一，不在此叙述。

此外，还有坏血病，即维生素 C 缺乏症，也会有鼻出血，但主要表现以牙龈出血为主，尤其是早上刷牙时常有少量出血。多吃水果、蔬菜，补充维生素 C 即可防治。

本症指单纯的鼻出血，没有其他合并症者。多见于年长小儿，称之为鼻衄。中医认为是"血热妄行"，即是热火较重，组织壅塞，毛细血管脆性增加，并且压力增高，揉鼻时很容易弄伤微血管，甚至呼吸时气流增强也会损伤毛细血管。此外，小儿指甲对鼻腔损伤也是原因之一。出血可多可少，视毛细血管损伤程度而定。

检查鼻腔健侧，中隔和鼻甲鲜红的是血热之症。

治疗：出血时，有条件者用麻黄素药纱塞鼻，可很快止血；无条件者，用湿棉球塞鼻，压迫止血。随用中药清热凉血、止血之剂。

处方：黄柏 6 克、栀子 12 克、牡丹皮 9 克、墨旱莲 9 克、藕节 12 克、白茅根 12 克、地榆 6 克、木通 6 克、甘草 6 克。水煎服，日 1 剂，效果理想。

5.52 扁平疣

本症是由病毒引起的一种皮肤病。多发于青少年,好发部位为手背和足背。

特点:皮疹直径2~6毫米,长圆形,凸起于皮肤,表面扁平。颜色基本与皮肤相同,数量可由数个至数十个不等,无痛、微痒。

治疗:无特效药物,这里介绍三种办法。

(1) 可用灯心草,浸油点燃,吹熄后以其暗火迅速直接烧灼疣面,曾用此法治过数例,均愈。有的只烧灼一部分,其他的也接着自愈。此法其实是民间的一种治法。

(2) 中药洗方:木贼30克、香附30克、板蓝根30克、山豆根30克、苍术9克、苦参15克、细辛15克、陈皮15克、蛇床子15克、白芷9克、蜂房9克。

煎汤浸洗,以药渣擦之,用完后不必倒掉,留待次日煮热后如法再洗。一剂可洗4~5天,连用15~20天有效。

实例:肖某,女,8岁。1988年患扁平疣,两手背发数十个皮疹,且渐增多。小女孩害羞,不敢上学。用本方连续擦洗15天痊愈,不留痕迹,以后没有再发。

此方出自上海第一医学院主编的《皮肤病学》,按此法治疗过数例经其他方法治疗无效的扁平疣和皮肤疙瘩,均有效。

(3) 酸笋20克、鳊鱼腩2个,蒸熟食之,连用1周。此法经数例应用亦有效。但必须用鳊鱼,其他鱼不行。

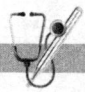

5.53 汗　　斑

早期发病时称玫瑰糠疹，皮疹表现为玫瑰色，后期玫瑰糠疹退去，遗留下浅白色色素斑，称汗斑。

本病多发于青壮年，有人认为其致病原是病毒。

有的患者初起病即表现为汗斑，其实是玫瑰糠疹表现期短和不明显而已，细心察看，仍然有轻微脱屑等玫瑰糠疹表现的。病程可长达数年。

玫瑰糠疹早期常于四肢近端、胸、背部出现，为数量多而密集，但不融合成片的皮疹。颜色似玫瑰色，皮疹大小为0.2～2厘米，圆形，皮疹表面有糠状鳞屑，因而称玫瑰糠疹，感觉微痒或无感觉。经治疗可以较快好转，好转时颜色渐变浅而留下白斑，但有不少患者以白斑来就诊。白斑表现在背部或胸部，四肢则没有，而且没有经过玫瑰糠疹阶段。究竟两者是同一种病的不同阶段，还是各自是不同的病，这尚难说，有待于观察。

治疗：玫瑰糠疹期可口服百炎净、双氯灭痛、烟酰胺、胱氨酸、维生素 C。汗斑期外用药涂，效果可以。先用 10% 硫代硫酸钠溶液涂上，待其将干未干时用 1% 稀盐酸立即涂之。(硫代硫酸钠 5 克，加水 50 毫升溶解；浓盐酸 0.5 毫升加水 50 毫升即成。)

5.54 皮肤溃烂感染

一切原因引起的皮肤损伤,包括机械的(锐器伤、擦伤)、化学的(酸、碱)、物理的(烧伤、烫伤)等。损伤的程度由表皮至真皮层至皮下组织。损伤后,皮肤都有一个自主修复的过程,如果没有感染,伤口又无异物,一般2~7天可愈合。但如合并感染就不同了,有时经很长时间也不能愈合。

感染的表现:损伤(创口)周围皮肤变红、肿且痛,创口有渗出。此时如经有效治疗可很快好转,反之则加重,化脓、溃疡,最终形成瘢痕。

处理:感染阶段可口服百炎净、强的松、维生素C、双氯灭痛,日2次;发热者口服安乃近。

渗出和化脓阶段:先用清水或生理盐水清洗干净,用卫生纸或毛巾吸干水分;然后再将百炎净粉末撒在伤口上,再用卫生纸盖住轻轻加压,使药粉与伤口充分黏合;最后将伤口暴露,不用包扎,很快就会产生效果。注意:不要沾水。

或许有人会问,这样处理是否符合规范?是的,有时不需按常规行事,这叫出奇制胜。举个明显的例子:1997年有一个汽车修理工,在修车时化油器突然着火,爆炸溅出的带火汽油洒落在右手臂上,造成多处点状烧伤。前往附近某中医院,经处理后严密包扎,吊起前臂,这样是规范了。以后天天换药,10多天未能愈合。后转来本诊所,为何由大医院转来小诊所呢?因为患者的老板熟悉本诊所,再加上大医院费用高,眼见已10多天未好转,转诊是对的。笔者打开包扎一看，里面创口全部化脓，有臭味。处理：口服抗菌消炎药，给予百炎净粉末一包，嘱其回去自行清洗伤口，按法撒上药粉，不用包扎。次日，脓已干净，3日痊愈。花费20元，不误工时。

类似这样的伤口处理案例不计其数，都是两天见效。其实，这是用最简单的方法处理问题，符合大道。

5.55 瘙 痒 症

瘙痒症是指除去由原发病所致的瘙痒（如慢性肾炎可有全身瘙痒、痱子的全身瘙痒等）之外的皮肤痒症，以四肢、腰背部为主。发生在冬天的称冬季瘙痒症，发生在夏天的称夏季瘙痒症。冬季者居多，夏季者严重。

本病的确切病因还未清楚，从病症分析来看，主要原因是与气候有关。

秋冬时，天气以干冷为主，皮肤水分减少，血管收缩，如此又加重了皮肤的干燥。待气温回升或补暖太过（如洗澡水太热），则微血管由长时间收缩突然转为扩张，血流缓慢瘀滞，易发生瘙痒，因手抓而加剧。

夏季时，气温太高，主要是汗的刺激，感觉瘙痒手抓而加重。

这是人群中较普遍发生的现象，只不过轻重不同而已，重的经手抓，皮肤易受损，受损后更加重瘙痒，如此反复则成为瘙痒症。可以这样认为：干、湿、冷、热的急骤转变造成了瘙痒症。

治疗：轻症者不用治疗，冬天瘙痒者可尝试用冷的湿毛巾擦拭皮肤，这样可以防止皮肤冷热的急骤变化。据观察，坚持冷水浴的人很少感觉瘙痒，即便有也很轻。夏季瘙痒者，在出汗渐多时经常用清水清洗皮肤，以减少汗的刺激，可起预防作用。

中至重者可考虑使用内服外用药处理。

内服药：烟酰胺0.1克、胱氨酸0.1克、维生素AD 2片、维生素C 2片，日3次；扑尔敏6毫克，睡前服。

外用药：甘油5毫升、维生素AD 4片、维生素E 2片，温水加至100毫升，溶解后外搽，或装入喷雾瓶中，洗澡后喷洒在皮肤表面，一日1～2次，适用于冬天瘙痒症。水杨酸6克、薄荷0.5克、甘油5毫升、60%酒精加至100毫升，此方名"止痒酒精"，外搽可止痒，适用于夏季瘙痒症。

5.56 皮肤疙瘩

这种症状很难说得上是什么病，所以用"皮肤疙瘩"称之。多见于手足背部，因不良刺激或皮肤浅表损伤后，经过搔抓或有局部感染，加上不良的卫生条件，之后局部皮肤增生增厚，形成一小块突起的结节。可有数个，质硬，微痒，可持续很长时间不退。

治疗：中药外洗有效，每剂药可反复洗3～4天，用药渣擦洗。

处方：花椒30克、荆芥15克、防风15克、艾叶15克、苍耳子15克、明矾10克、苍术15克、大黄15克。另外，扁平疣的外洗方对本症也有效。

第 5 章 疾病各论

5.57 疥　　疮

疥疮是由疥虫引起的一种皮肤病。疥虫属于螨类寄生虫，感染人体后，在皮肤表面挖掘"隧道"寄居，并繁殖产卵。卵经10天左右成为成虫，寿命约2个月。

特点：

（1）有传染性，人体皮肤接触或被席共用可引起传染，尤其在集体生活中容易引起传播。

（2）因疥虫喜欢在皮肤皱褶处挖掘"隧道"寄居，如指缝间、腕、肘、腋下、大腿内侧、臀部等处。昼伏夜动，因此白天可无症状，夜间则剧痒。

（3）皮肤可见疥虫挖掘"隧道"所致的小丘疹，微突起，或红色或褐色，多为单个独立，分散于全身各部位，不会融合成片，因剧痒常可见抓痕或局部感染。

治疗：

疥疮的治疗效果是肯定的，但要取得快而彻底的效果，应内服外用并举，并且要使用适当。

（1）内服药：烟酰胺0.1克、甲硝唑0.4克、双氯灭痛25毫克，维生素C 0.2克，日3次；如有感染可加服百炎净2片。小儿减量。

（2）外用药：10%硫磺软膏或疥得治软膏；20%硫代硫酸钠溶液（硫代硫酸钠20克加水100毫升溶解即成）。

使用方法：白天服药3次，烟酰胺能扩张皮肤毛细血管，使药物充分到达皮肤，而且对皮肤的维护有很好的作用；甲硝唑能杀灭疥虫，借烟酰胺的帮助能较高浓度地分布在皮肤，对疥虫造成一个极不好的环境,迫使疥虫退出"隧道"外,给外用药创造一次彻底杀灭疥虫的条件。双氯灭痛对皮肤的反应性炎症起消炎作用。晚间洗澡后使用外用药全身涂擦,这样就能一次性地彻底杀灭疥虫。外用药中,硫磺软膏效果最好,但黏性大、油性大、不好清洗,疥得治与硫代硫酸钠效果次之,易清洗。

治疗后,应将所用过的内衣、被褥用80 ℃热水烫过,席子置太阳下暴晒1小时以上。这样才可彻底清除疥虫,不然,经十余天后又会复发。

实例: 某女,20岁。皮肤瘙痒十余天,晚间为主,瘙痒剧烈,以臀部尤甚。检查:一般情况正常。手背部、指缝间、手臂、腹部、背部皮肤可见较多的独立的小丘疹,如芝麻至米粒大小,色微红,并见多处抓痕。细问病史,得知姐妹同病,并且去过同学处一起居住过,其同学也有此症。诊断已基本明了,本例除了有疥疮的症状外,还有明显的传染源和传播途径。诊断既明,即给予用药,当时是1986年,尚未有甲硝唑,使用四环素、烟酰胺、扑尔敏等药,晚间洗澡后涂擦10%硫磺软膏(颈以下全身涂药,再揉擦,使药物能进入"隧道"),姐妹俩一起用药,并嘱处理衣物被席,一次用药告愈。

疥疮病症是常见的,尤其在卫生条件较差的地方,常有发病,但只要用药恰当,治疗效果都会很理想。

第5章 疾病各论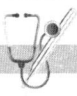

5.58 刺激性皮炎

一切不良环境因素接触到皮肤，都可以成为一种刺激物，引起皮肤的反应性炎症，可称之为刺激性皮炎。不良刺激物中，分有毒和无毒两部分。

（1）有毒部分，如农药、苯、汞、酸碱等化学原料，这些有毒物质对人体及牲畜都有毒性损害，所以发病不是单个的，而是所有接触者都会发病，包括牲畜。根据接触的量，轻的可仅限于皮肤表现，重的则有全身中毒症状。在了解病史的时候应注意这点。

（2）无毒部分，主要是水、空气、固体物中含有的不良刺激物质等造成的不良环境。

气态的如带有湿气、挥发的酸碱等的空气及以前医书中所称的"瘴气"，液态的如污水、汗液、尿液等，固态的如粉尘、粉末等，都可以成为不良刺激物而引发皮炎。如水田皮炎，因水田中的水中含有污染物如粪便、微生物等引起皮炎；婴幼儿尿布中尿液的刺激可引起尿布皮炎；唾液可引起下颌与颈、前胸的皮炎；劳动作业中出汗加高温刺激也易引起皮炎；等等。但在这部分中，不是所有人都发病，只是部分人发病。

刺激性皮炎的共性表现：瘙痒。特点是越抓越痒，越痒越烈。特征表现：接触部分出现皮疹，如唾液皮炎在下颌、前颈、胸前；尿布皮炎则有明显的尿布痕迹；暴晒所致的则见于裸露部位；污水接触所致的多在手脚等部位；汗刺激所致的多在小腿、腹部等部位。皮疹表现为皮肤发红，痱子样突起或微肿，或成片红斑，以痒为主。婴幼儿可有痛感，因而哭闹，敏感体质可能有水疱或溃烂。一般病例脱离接触可好转，也有部分病例迁延日久成慢性。

治疗：皮炎明显、瘙痒明显的病例，因抓破皮肤易感染，可适当加用抗生素和消炎药以控制或预防感染和消炎，用百炎净、强的松（胃痛者不宜）或双氯灭痛，可很快改善症状。烟酰胺和胱氨酸这两药都是维生素，在皮肤病治疗中是很有价值的，能治皮肤百病，效果好、价廉、起效快。副作用有皮肤潮红，这是由微血管扩张所致，为时短暂。止痒可用扑尔敏，因有嗜睡副作用，成年人宜睡前服。

外用药：肤氢松软膏能很快减轻局部症状，保护、润泽皮肤，消除反应。用法：少量涂于皮表，轻轻揉擦至干，这是用药要点。涂药太多反而不好。5%甘油（100毫升水加5毫升甘油）外涂，起润滑、保水作用且能止痒。"止痒酒精"（见"瘙痒症"一节）可以止痒，但不能用于眼、唇、生殖器官等部位。慢性病例，除上述口服药物，或疗效不太满意者，可加用中药外用。

处方：防风10克、苍耳子15克、明矾10克、苦参10克。煎水外洗或煎成浓缩液外搽。

5.59 带状疱疹

民间有生"蛇"者，即是带状疱疹。所谓"带状"，皆因皮疹由大小不等的密集水疱组成，形状像布带一样窄而长地分布，故称之。

本病由病毒引起，无传染性。为何皮疹像布带一样分布？因为带状疱疹病毒主要是侵犯神经干，神经干的分布，在四

第5章 疾病各论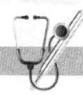

肢是纵向，在躯干则是横向的，每枝神经干支配的皮肤表面都是横向窄而长的面，形同布带，所以称为"带状"。

本病有一点需要分析的，就是发病的通常只在某一支神经干所支配的皮表，它不会通过紧邻的末梢而传染到另一支神经干。在没有条件做实验研究的时候，依靠分析推理，是否可以这样认为：带状疱疹病毒和其他病毒一样存在于环境中，因它是嗜神经病毒，当某支神经干处于易受侵犯的状态，病毒即乘机侵入，并在神经干内繁殖，后沿神经干到达皮表而发疹，但对健康的神经干却不能侵犯。因此，可以解释两个问题：①皮疹只分布在某一支神经所支配的皮表而不到达另一支；②同一神经干所支配的表面，只是部分发疹，并非全部。

带状疱疹的症状，特征性的表现为两点：①中线原则，以身躯前后面正中线为界，皮疹只发生在中线的一侧，绝不会越过中线，皮疹只沿着神经干支配部位形成带状分布。②皮疹的感觉是烧灼样痛，这和其他皮疹比较几乎是独一无二的。皮疹区域皮肤发红，水疱密集，水疱小至针尖，大至直径2厘米。

根据这两个特征表现，诊断不难。

值得提出的是，带状疱疹发病之后，在水疱直径不超过0.5厘米之前进行治疗，效果最好，愈后不留瘢痕。水疱越大，超过2厘米者治疗效果就越慢，并且易留下有痛感的瘢痕。在水疱大的病例中如加用封闭疗法，尚可能抑制瘢痕的形成。笔者在1986年收治过一例右侧胸壁带状疱疹者，年近六旬，发病已10天，当时水疱已达至1.5厘米，痛感明显。当时治疗尚未考虑瘢痕问题，只是从止痛的角度出发，进行了封闭治疗，用1%普鲁卡因20毫升加强的松龙2毫升，共注射了两次，并加用口服药，一周内痊愈。后来一直未有痛过，也没有瘢痕。反观另一例则不同，那是笔者1990年接诊的，当时患者发病已近一年了。在某医院住院治疗两个月后出院，发病的左肩部尚留下很多瘢痕，有的已收缩变形，但仍有痛觉。这在治疗上已无什么办法了。这说明：封闭疗法一是止痛，这是普鲁卡因的麻醉作用；二是抑制瘢痕的产生，这是强的松的作用。

治疗：

（1）抗病毒。这是重点，针剂穿心莲加地塞米松肌注，对一切病毒感染都有效，效果比其他抗病毒药好。临床上经过很多病例及病种的使用，如腮腺炎、感冒、红眼病、面神经炎、水痘、带状疱疹、其他病毒性疱疹等，经1～4天用药，效果确实可靠。口服百炎净或利福平，对病毒感染也有显效。

（2）强的松的使用。这是很重要的一环，一可协助消炎，二可抑制瘢痕的产生，对愈后意义重大。少量用药，日服2次即可（但胃痛者不宜口服，可注射）。

（3）对症治疗。口服烟酰胺、胱氨酸、维生素C、维生素B_1等可加快皮疹消退；扑尔敏可减轻敏感反应；痛感明显者可用撒烈痛以止痛。

（4）中药：花椒20克、防风15克、荆芥15克、大黄15克、黄芩15克、苍耳子15克、明矾10克、冰片2克（溶），煎水，待煎好后放入冰片溶解即可，外搽皮疹处，日3次。可抑制水疱的发展，加快收敛干结。

以上是治疗带状疱疹的基本方法，总有效率95%，生效时间约7天，症状控制时间1～4天。

封闭疗法用于延迟治疗者和水疱大者，以前用普鲁卡因时需做皮试，现代使用利多卡因可免试，具体做法可参阅本书"运动痛症"。

实例：苏某，女，8岁。2001年突发左腹部皮疹，火灼样痛，发病两天，无发热。

检查：左腹中部一处约4厘米×6厘米皮疹区，皮肤发红，众多细小水疱聚集，水平延至左腰侧，灼痛。水疱大的约0.2厘米，小的针尖样，用电筒光斜照之可见反光，诊断为带状疱疹。

治疗：给予肌注穿心莲2毫升加地塞米松5毫克；口服百炎净0.5克、强的松5毫克，日2次；利福平0.15克、烟酰胺0.1克、胱氨酸0.1克、维生素C 0.2克、维生素B_1 20毫克，日3次；扑尔敏白天服1片，睡前服1片。中药按前方1剂煎水外搽。告知患者家长，本病治疗通常要10天左右方能见效，嘱其要有耐心，不可急。结果用药4天痊愈。

带状疱疹的发病率虽然不高，但也不少见。在过去10年中，一个3万人的小区，一个小诊所每年都有二三十例，多数病例都能在7天左右收效，少数心急者经治疗一次未见效而转其他医院的则不知晓。况且，就诊患者的症状基本上都是小水疱，不像以前那么易见到大水疱者，说明人们防治疾病的意识增强了，这对治疗是有好处的。

5.60 斑 秃

斑秃是一种局部脱发的皮肤病，脱发之后形成一圆形的直径为1～3厘米的无发区，表面光滑。病灶以一个为多见，也有多个的。笔者所见的最多是十几个，年龄6～50岁，以中年人多见，多为男性。

病因：按资料记载，本病病因尚未明。从治疗结果来看，应与局部营养有关，皮肤的某些部位因血液输送不够，导致营养缺乏，毛囊便发生松弛，头发随着梳理或牵拉而脱落，往往一天内就出现斑秃。有些病例经治疗后长出的头发呈现为一束白发，但经过一些时间后又能转黑，说明营养缺乏是存在的。另有些在患有寄生虫病的基础上出现斑秃，其面色萎黄、毛发稀疏、斑秃多处。这些病例经驱虫治疗和斑秃治疗之后都好转了，说明其与营养不无关系。

实例： 1997年，某男童，6岁，当时检查患者其他方面都没有问题，也没有贫血，但面色萎黄、精神不振、食欲不好，眼、脸部都有蛔虫斑，头发稀疏，有八处斑秃。其家长说此现象已有半年多了，经医院诊治过，驱过虫，未见效果。根据此情况，首先要解决的是驱虫。这本来是简单的事，但在当时，确实很多患者明知有虫，就是驱不下来。笔者当时决定试用一招，让患儿喝下50毫升白醋，很多成年人都难以吞下，但该男童喝下去了。次日排出大小20多条蛔虫。驱虫之后，给予两剂调理脾胃的中药，然后治疗斑秃，用药8天，十多天后开始长发。这是一个很典型的例子，说明毛发营养障碍是造成斑秃的原因之一。

血液供应在局部皮肤上出现不足，导致局部脱发，可能也是斑秃的原因之一。其实这种现象除头发之外，其他部位也会发生，只是不太显眼没引起注意罢了。

血液供应不足在很大程度上受神经系统的影响，其中主要是支配全身血管的植物神经系统，在斑秃患者中，多数有焦虑、抑郁、失眠、易出汗、食欲减退或抓痕等神经系统的症状。因此，血液供应的不正常与此不能说是无关系的。

治疗：

（1）主要药物：烟酰胺0.1克、胱氨酸0.1克、维生素B_1与维生素B_6各20毫克、维生素A+D 2丸、叶酸10毫克、

第 5 章 疾病各论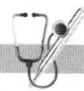

日 3 次；维生素 E 0.1 克，日 2 次。连服 8 天后停药，至 15 日如无新发长出，再服 8 天。

（2）梅花针：在患处用梅花针轻轻叩打，至表面可见少量血迹即可。效果很难评价。

（3）生姜摩擦：取一块老姜切开，用切面在患处表面摩擦至有热感。这是民间方法，对治疗可能会有帮助。

（4）有神经衰弱的患者，再加用补血宁神丸和安定片 5 毫克睡前服。

解说：在几十例斑秃患者中，多数在用上述药物 8 天停药，至 15 天内都能长出新发。较重的用至 15 天也能长发。曾有一例年近 50 岁的未婚患者，患斑秃近两年，病灶有 11 处，给予驱虫后服药 20 天，至 1 个月时逐渐长出新发。儿童疗程可短些，有 3 例儿童（6～8 岁）服药 6 天即长发，其中 1 例经驱虫治疗。极少数病例可能无效，因为无法追踪。本方中主药是烟酰胺和胱氨酸，烟酰胺是一既廉价又有效的好药，在一般皮肤病患者中使用都有很好的效果。它的特点是扩张微细血管，让皮肤和脏器得到充分的血液供应和营养，并能修复、改善上皮细胞的功能。不良反应是面红或皮肤发红、头皮有蚁爬感，这是血管扩张所致，也是用药后判定药效的指标，这种感觉在 1～2 小时后消失。

有神经衰弱的患者，轻者可不用治疗，因斑秃愈后往往能产生一个良性的因果循环而自愈，较重的可适当使用药物。

5.61 单纯疱疹

单纯疱疹是由病毒引起的疱疹性疾病。

从长期的临床观察和治疗结果看,单纯疱疹基本都具有如下特点:

(1) 都有小水疱,范围从小到针尖大到至绿豆大小,微痒微痛。

(2) 病程一般在 1~2 周,病情较轻。

(3) 一般治疗不难,容易好转。

(4) 无传染性,发病部位多在口角或生殖器。

病因:可能是因局部皮肤或黏膜受湿热所闭,病毒乘虚入侵而发病。如发生在口角的,常先有微痒不适感,再受食物黏而咸的刺激,即会发生疱疹。

治疗:发生在口角的通常不需用药,局部涂龙胆紫药水即可;发生在生殖器的,单用西药也行,但有时效果不是很理想,中西药合用效果较好,通常 1~2 天可愈。

西药:百炎净、强的松或双氯灭痛,日 2 次;烟酰胺、胱氨酸、维生素 C,日 3 次;睡前服扑尔敏。

中药:栀子 12 克、黄芩 9 克、甘草 9 克、木通 12 克、竹叶 12 克、石膏 30 克、芦根 15 克、牛蒡子 12 克。水煎服,每日 1 剂。

注意:忌食鸭、辣椒、豆类。

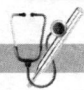

5.62 水 痘

水痘是由病毒引起的,表现为以皮肤小水疱症状为主的一种传染病。多发生在2～15岁儿童,成年人偶然也有发生,夏秋季节会流行。

据资料报道,水痘病毒与带状疱疹病毒很可能是同一种,因为它们之间有交叉免疫性。感染其中一种自愈后,可获得两种病的免疫性。它们的发病不同是由于免疫能力的不同,免疫能力弱的发生水痘,免疫能力强的发生带状疱疹。

由此可以解释:儿童免疫能力稍弱,所以多发生水痘;成年人免疫能力强,所以多发生带状疱疹。

前10年中,曾发生过两次小规模的水痘流行,以小学生与幼儿园儿童为主,年龄以4～14岁占绝大多数,婴儿少见,成年人患者在300多例中仅占2例。6个月以内婴儿因依赖胎盘免疫(即母体免疫),未有自主免疫,发生水痘者常较凶险。长期大量使用皮质激素者亦因免疫受抑制而发病凶险。

水痘的传染途径为飞沫和皮肤接触。发病部位有头面部、躯干及四肢。水痘的发生很快,数小时至一天内即可出现水疱疹。疹的形状为圆形,水疱约芝麻大小至绿豆大小,散发,不相连结。水痘凸出于皮肤,内有澄清透明的液体,周围皮肤有红晕,数天后水疱溃破结痂,常可见不同期的痘疹分批出现,约半数病例有发热。

依照上述表现,根据流行病学情况,不难诊断。

治疗:抗病毒,肌注穿心莲加地塞米松,日1次;口服百炎净、双氯灭痛或强的松,日2次;口服病毒灵、烟酰胺、维生素 C，日 3 次；扑尔敏白天服 2 次各半片，睡前服 1 次 1 片。

效果分析：按上法治疗 300 多例，1 天内好转的占 20% 左右，两天内好转的占 75%，三四天好转的占 10% 左右，1 周以上好转的仅数例。用口服药即有效，若加上注射则更好，一次注射即可，必要时再注射一次。

有些观点主张不用强的松，是因为免疫力的关系。若发病前用过大剂量强的松者，则因免疫受抑制而可能发病严重，此时不论用或不用，效果都可能较差。若无此情况，少量使用强的松，可加快炎症的消退，也可提高免疫力（强的松是小剂量提高免疫力，大剂量抑制免疫力）。

实例： 某男童，8 岁。因全身出现小水疱疹而来，伴发热，轻微头痛，略无力，无喷嚏流涕，无咳嗽。

检查：急性病容，体温 38.3 ℃，咽充血（+），扁桃体不肿大，心肺正常。头面部、颈、躯干、四肢至手足背均可见散发的小水疱疹，芝麻至绿豆大小不等，周围有红晕，水疱清，微痒。询问病史，同班有多人发病。

诊断为水痘，即予用药：肌注穿心莲针 2 毫升加地塞米松 2.5 毫克；口服百炎净 0.5 克，强的松 2.5 毫克，日 2 次；口服烟酰胺 50 毫克，胱氨酸 0.1 克，维生素 C 0.2 克，扑尔敏 2 毫克，日 3 次。第二天观察，水疱全部消失，疱疹下陷，表面褐色，红晕消退，详细观察无新发疹，嘱其继续服药 2 天。并给中药竹叶 9 克、白茅根 12 克、甘草 6 克，煎服，多饮水，忌食鸭和豆类。

注：此后的病例基本上都按此法治疗，大多数在 2～4 天内有明显好转，少数热症较重者加用中药，基本都治疗顺利，无并发症。

第5章 疾病各论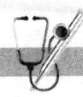

5.63 腮 腺 炎

腮腺炎是腮腺病毒引起的腮腺急性炎症。基本都是急性发病,尚未见过慢性者。此病有传染性,但传染性不强,呈个别发病的小流行。多见于学龄儿童,成年人偶然也可见。

发病时腮腺肿大,常常是首先由别人发现患者腮腺肿大才知发病的。肿大的腮腺可有轻微疼痛,通常不会发热,部分病例可发热至38 ℃左右。一般病情较轻,病程约1周。

根据两侧突然肿大的腮腺,一般单侧肿大的很少,但不是没有,触之质软,略有压痛或不痛,或有发热者,即可诊断。

治疗:肌肉注射穿心莲针加地塞米松针,口服百炎净、吗啉呱、强的松、扑尔敏、烟酰胺、维生素C等药物即可。

解说:腮腺位于两侧耳垂下方,咬肌外侧,其边缘与下颌骨平齐,平时因为柔软而摸不到,当发炎肿大时则可摸到。腮腺是消化腺的一部分,属外分泌腺,有管口通向口腔颊部,分泌唾液至口腔,起到帮助初步消化、润湿食物和清洁的作用。(见图5-16)

引起腮腺炎的病原体是病毒,腮腺炎属本书所指的菌性炎症。病毒感染很少引起化脓坏死,多以浆液漏出为主,就像感冒鼻塞流鼻水一样,因腺管肿胀堵塞、浆液内积而发生腮腺肿大。

抗病毒药中,穿心莲制剂和百炎净都是比较普遍有效的,用于各种病毒感染效果比较好,往往一次用药就能感觉有效;吗啉呱的作用一般,单用可能无效,合用增强效果,因此可用可不用，或轻症者不用；强的松是消炎药，用后能很快疏通病灶而消肿，但此药对胃有刺激，如近期有胃痛或有胃溃疡者不可用，否则可引起胃痛或胃出血；扑尔敏能减少浆液分泌，这在感冒病例中使用，效果是很明显的；烟酰胺是维生素药，能帮助修复受损的上皮细胞，保持组织表面的完整性，而且此药口服后有很奇妙的感觉，服用正常量1片，即有颜面发红、头皮发麻、全身发热的感觉，如果加大用量1倍甚至3倍，这种作用更明显，看似很难受，但大约1小时后便渐觉舒服，此药对很多皮肤病都有很好的治疗预防作用，本书"烟酰胺缺乏症"内容中有详细论述；维生素C通过氧化还原作用可帮助体内解毒排毒。

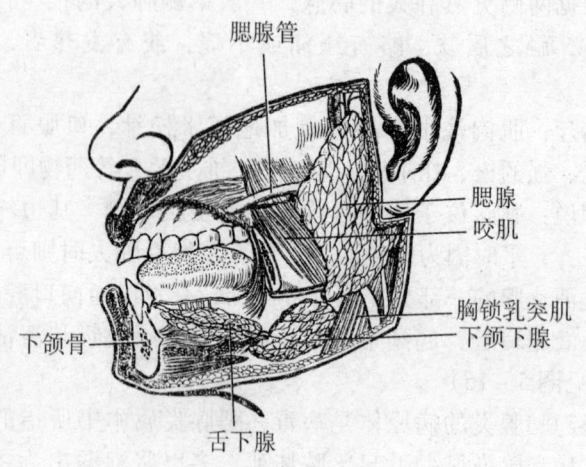

图5-16　腮腺

注：图片引自《医用人体学》。

使用这组药物治疗腮腺炎，大多数在1～2天内好转，仅口服药物也有效，有条件的注射更好。如有发热的可适当口服退热药。

第5章 疾病各论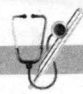

5.64 荨 麻 疹

中医和民间都把此病称作"风团",它是一种较为轻型的过敏性疾病。

病因:进食了某些含异体蛋白的食物如虾、蟹、海鱼、菠萝或某些药物,或接触某些植物和花粉等时,体内发生了过敏反应,主要表现为充血、水肿的皮肤团块或皮疹。

这些团块发生在肉眼可见的皮肤表面时,表现为局部突起的、平滑的、不规则的、周围有红晕的肿起,伴有剧烈痒感,这就是过敏性荨麻疹。因为这些现象来得快,消失得也快,就像阵风一样,所以叫"风团"。但是,此处退去,彼处又起,反复发生,可持续数天甚至数月。

这些团块若发生在肠道,则可刺激肠壁而产生腹痛与腹泻,也是阵发性。发生在支气管则引起支气管腔变窄而成为哮喘。

引起这些团块发生的物质是组织胺,那么,组织胺是怎样来的呢?

过敏是人体抗原和抗体结合的一种变态反应,即是过敏反应。这种现象不是人人都有,只发生在某些特异体质的个别人中,即通俗说的过敏体质。当某些异体蛋白进入人体时,第一次是不会发生过敏反应的(有些人甚至多次接触之后才发生过敏反应),但此时,异体蛋白与体内的抗体结合成抗原抗体复合物,在体内的免疫系统中留下了供识别的信息。第二次接触这些异体蛋白(致敏原)时,过敏反应就会立即发生,通过神经的传导,使细胞释放出大量的组织胺。组织胺

193

就是过敏反应的物质基础,它能引起局部的血管性水肿,这就是我们所见的过敏性荨麻疹团块。使用抗组织胺的药物如苯海拉明后,这些过敏团块很快消失。但是,过敏细胞释放组织胺的过程受神经调节,而神经调节则受免疫系统的信息影响。因此,直到免疫系统的信息退去,过敏反应才会停止。

严重的过敏,也称"血清病"。这是最严重的过敏反应,比如注射青霉素、破伤风抗毒素等,它们引起的过敏反应就是血清病反应,可发生休克,血压急剧下降甚至到零,这时是有危险的。笔者在2002年曾接诊到一例严重过敏的病例,患者是年轻的北方人,当时出满全身的荨麻疹(风团),已分不出正常皮肤,只见全身呈现暗红色,意识蒙眬,反应迟钝。当时忽略了测血压,以为过敏反应注射一针苯海拉明很快会好转,未考虑到血清病的问题。20分钟后,患者在诊所门口晕倒,当时测血压为零,才知是发生了血清病。当时心跳缓慢、脉搏、呼吸微弱。紧急皮下注射肾上腺素1毫克,接上静脉滴管,观察血压仍未回升,再加1毫克(在滴管注入)。20分钟后,血压回升,收缩压升至50毫米汞柱,再加1毫克于瓶内滴注。30分钟后,血压回升至100/50 mmHg,此时患者开始清醒,呕吐大量清水。后患者家属到来,经询问才知发病前一天患者吃了大量菠萝。据记载,菠萝引起过敏性休克是有的。因为当时询问不到病史,也忽略了测量血压,以致险成大祸。此例告诉我们,当过敏患者出现意识低下时,必须严密注意血压,注意过敏性休克的发生。

一般的过敏反应应该是较轻的,肌注苯海拉明25毫克,或胶性钙3毫升加地塞米松5毫克可很快消退。再口服维生素B_1 30毫克、扑尔敏4毫克、安特诺新10毫克、活性钙片等药,病情易控制。

第5章 疾病各论

有两种过敏性荨麻疹是较难治的。

一种是顽固性荨麻疹，表现为慢性过程，十分顽固。以前在医院曾碰到过这样的病例，一切方法都用尽，什么新针疗法、脱敏疗法、自血疗法等，就是不好。后来笔者曾碰到两例，一例是经其他医院治好的，使用大剂量维生素 B_1、维生素 B_6、钙剂治愈；另一例则用中药退去。

处方：生地黄20克、槐花9克、连翘12克、荆芥9克、防风9克、黄芪6克、麻黄6克（后下）、苍耳子9克、薏苡仁20克、通草6克、甘草6克、白茅根15克。此法以连翘疏风清热、黄芪加苍耳子托里排毒、麻黄打开腠理（卫表）为法则，这是中医"开门放贼"的一种治法。用于这例有效。因顽固性荨麻疹并不多见，所以难说算得上什么心得，或许巧合也未可知。因此，上两例仅供经验参考。

另一种是热性荨麻疹，表现为团块面积不大，直径常在1~4厘米，肿起不明显，几乎与皮表平行，看上去团块较干、扁，而且以充血（红色）为主，瘙痒。舌质红、干，苔少，大便干结。这种荨麻疹近年渐多见，尤其易发生在某些热性病之后。热性荨麻疹只是在本书内称之，为表示区别的意思。

处方：栀子12克、黄柏9克、牡丹皮12克、竹叶12克、石膏30克、甘草6克、生地黄15克、麻黄6克（后下）、蜂房9克、芦根15克、木通9克。此方法则是凉血、清热、降火、滋阴生津、解毒为主。治疗过多例热性荨麻疹效果都较好。

5.65 皮脂腺囊肿（粉瘤）

皮脂腺囊肿即是俗称的粉瘤。

发病原因是因为皮脂腺管口阻塞，腺体内的皮脂不能排出，积聚于腺体内，久之膨大形成囊肿，皮脂干结之后则成为性状像粉质的内容物，所以俗称粉瘤。皮脂腺管的阻塞是由于热积所致，初期只是暂时的阻塞，若热积清除，就可复原。只是当长期热积雍闭，以致管口被干结的皮脂堵塞完全，才成为皮脂腺囊肿。

这种现象很普遍，即是说热积的现象，几乎人人都有。因此，皮脂腺囊肿的发生率自然也就不少，多见于成年人，小儿偶然也可见，男女均可患之，以男性居多。

特征：囊肿与皮肤紧密相连，不能分开。若用手指捏住囊肿表面皮肤，如肿物与皮肤紧紧相连，不能单独捏起皮肤的，就是本症；若能捏起皮肤，肿物在皮下，并且可活动的，就是其他病症。依据这一点，便可确立诊断。

皮脂腺囊肿一般都不会发生感染。只有在过度挤压，或用锐物穿刺、指甲弄伤皮肤时，才有可能并发感染。感染时囊肿会快速增大，有痛感，周围皮肤发红。此时若要治疗，就必须先消除炎症。可口服百炎净、强的松、维生素 C，不要挤压，待炎症消除后，红肿退去，痛感消失，然后再治疗皮脂腺囊肿。具体做法详见下面病例介绍。

实例一：李某，男性，40 余岁。左肩背部有一肿物已两年余，无痒无痛，未诊治过。检查时见肿物约有白鸽蛋大小，与皮肤紧连不能分开，诊断为皮脂腺囊肿。告诉患者：手术

第 5 章 疾病各论

可以治疗,但易复发,因囊壁很薄,并且与皮肤紧连,手术剥离时很易穿破,一旦穿破,将难完整摘除,所以易复发;服中药也可以,但要用药至微有痒才能见效,时间说不定。患者选择了后者。遂给予中药五花茶。

处方:金银花 9 克、菊花 12 克、鸡蛋花 12 克、槐花 6 克、木棉花 15 克,每日 1 剂,煎煮 15 分钟,加糖服。告诉他待服药至有痒感时,用手指捏住瘤体,轻轻加压逐渐用力搓动瘤体,使其内容物通过松动的管口向外排出。结果服药一个月成功。

这是一个较"老"的粉瘤,所以需时长些。如果在 2 个月至 1 年内的粉瘤,通常服药 5 天即可,候其管口一通,即用力将其内容物全部挤出便大功告成。要注意捏压的力度不要太大,稍有压力感就可以了。有些不大的瘤体也可能自行排出而消失。有些时间长的已干涸的粉瘤,因内容物已干涸需用力才能挤出,通常这类瘤体质地也已变硬,未成粉的则较软。

实例二:有一 5 岁小儿,在阴茎皮肤与黏膜交接处结一小囊肿,如绿豆大小。其家长携往大医院(二甲医院)求医。医生说此病可能会影响日后的性功能及生育,必须彻底治疗。事关重大,家长欣然同意。于是天天"吊水",据说用的是进口药,15 天耗费 10500 元,原物原样丝毫未变。家长觉得不妙,遂停止治疗。后转来本诊所,经检查,小囊肿位于阴茎系带与皮缘处,边界清楚,质软,诊断为皮脂腺囊肿。经解释清楚,家长愕然,表示愿配合治疗。给予中药五花茶煎服 14 天,囊肿消失,费用 40 元。

此病例之特殊不在病,而在医生,为求利而不惜妇孺皆欺,且发生在二甲医院,不过这也已经是见怪不怪的事了。不同的治疗方法,费用相差 250 倍,这就是特殊之处。

有些较小的粉瘤，因为内容物未干涸变硬，经治疗后也可在不知不觉中消失，但多数还需要挤压才得消。也有极少数因腺管口闭死不能消除，最终依靠手术解决的。

5.66 毛囊炎、疖、痈、痱子

（1）毛囊炎是毛囊的浅层炎症。毛囊与皮脂腺、汗腺同为皮肤的附属器官。不同的是：皮脂腺分布以头面部、躯干为主，分泌脂质对皮肤起润滑、保护作用。因皮脂属油质，缺氧，所以较少受细菌感染，而以堵塞形成皮脂腺囊肿，或分泌过多形成脂溢性皮炎、脱发等病居多。汗腺分布在全身所有皮肤，因经常有汗液泌出，且汗液有一定的抑菌作用，故亦不易感染。毛囊分布于全身除手掌、足底以外的大多数部位，是毛发的生长之地。且有毛管外通，营养物质丰富，抗病能力相对较差。人体容易通过此处感受风寒，细菌也容易侵犯此处引发皮肤炎症。手指皮肤结构见图5-17。

毛囊炎是皮肤炎症的最小单位，仅发于毛囊的浅层，这可能与细菌的数量有关。红、肿、热、痛是炎症的基本表现，由于毛囊炎的感染程度轻，红、肿仅表现在毛管口及其周围，范围小。肿如米粒大小，略凸出于皮肤，严重时有痛，一般不痛，以微痒为主，有时也甚痒，通常无发热。可集簇发生，互不相连，多发于脸部、躯干及四肢近端，这就是毛囊炎，也叫"青春痘"，年轻人多发。

（2）疖是毛囊炎的深层发展，表现为绿豆大小，周围有红晕，且很快即有脓点，有痛，严重者可发热。

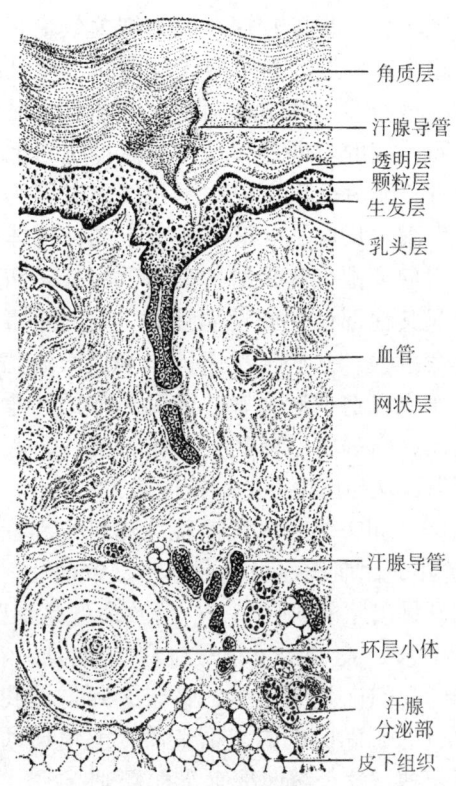

图 5-17 手指皮肤结构

注：图片引自《医用人体学》。

毛囊炎、疖的治疗：应用抗菌消炎药，抗生素可用百炎净，效果较好，消炎药可用双氯灭痛或强的松；辅助药物可用烟酰胺和维生素 C，如此用药可很快退病。如热重者可加用中药：栀子 12 克、石膏 30 克、木通 12 克、甘草 9 克、黄芩 9 克、牡丹皮 12 克、芦根 12 克。

（3）痈由毛囊炎或疖扩大而成，或由多个疖扩散互相融合而成，范围较大，程度较深。因为细菌数量多，炎症反应激烈，可因此发生高热、剧烈疼痛等症状。而且细菌容易入血，随血流播散全身，致成菌血症、败血症、脓毒血症。此三者其实是同一病的不同过程：在身体抵抗力低下又没有得到有效治疗时，细菌进入血液中繁殖，此时即为菌血症；细菌与抗体发生激烈反应，分解出外毒素或被抗体杀灭后裂解出内毒素，引起寒战、高热时，是为败血症；病原体随血流播散全身引起其他部位化脓性病灶时，是为脓毒血症。到此时，可致生命危险。某些情况下，原本轻微的感染，因挤压而使细菌入血也可造成败血症、脓毒血症的严重后果。尤其是鼻部三角区，因静脉回流经过大脑，更容易入脑引发可怕的感染。所以，从疖感染开始，挤压是大忌。

1975 年，广州市第二人民医院急诊科收到一例来自从化县的 19 岁青年，因肌肉注射消毒不严，致使注射后感染、化脓。当时切开排出脓液 500 毫升，最致命的是细菌已经入血，经过败血症阶段，发展到了脓毒血症。肺、肝、心肌都有化脓病灶。当时我们尚是医学生，临床老师告诉我们，这个病例由于心肌化脓，随时都有生命危险，哪怕移动一下都可能会发生心脏停搏。这个教训是何等的深刻！

痈是较重的感染，易化脓。在未化脓之前使用足量抗生素和消炎药，可很快退去而不化脓。若只用抗生素不用消炎药，则虽不化脓，但肿退得慢，症状消退慢。可使用青霉素或林可霉素加地塞米松。口服药同疖的治疗，有发热者加安乃近。若肿处已变软，色变浅，乃将成脓，外敷鱼石脂软膏，立可拔脓。

（4）痱子是由于汗管口堵塞，汗液分泌不出，压力使之肿胀而成。汗管口的堵塞则是中医所说的热重。组织肿胀，加上汗液的刺激引起瘙痒，搔抓加重管口堵塞，终使汗液分泌不出而成痱子。外观皮肤大片形成红色小点突起，通常互

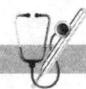

相不连结，有痒感。严重者（热症过重者）因痱子肿大而与邻近的接界形成一片，此时痒甚，并有痛，也容易因抓挠而合并感染。多见于小儿，成年人较少见，发病部位以胸背及四肢近端为多。

治疗：中药用凉血、清热、降火之剂；配合解表，疏通毛孔、汗孔，配以利水、引热下行，此为正确之法则。

处方：白茅根12克、生地黄12克、藕节12克、栀子10克、石膏30克、竹叶9克、麻黄5克（后下）、木通9克、灯心花10扎、甘草5克。

这是5岁以上小儿用量，年龄小的酌减。方中白茅根、生地黄、藕节凉血；栀子、石膏、竹叶降火；麻黄洞开门户；木通、灯心花引热下行，若加牡丹皮滋阴降火，效如釜底抽薪。中医有"开门放贼"之说，解释为：有贼入屋，若斗之，必两败，玉不全，不如纵之。比如此方，血既凉，火即下，肿胀即退，门户即开，贼（热邪）必遁之。因此便有一夜退去之效。

5.67 月经失调

在生育期妇女中，患月经失调者不在少数，除卵巢疾病和子宫肌瘤等所致的病理性月经失调外，多数是由于精神紧张、情绪波动、饮食变化等因素造成的暂时失调病变。本症有月经过多、月经不来和停经几种情况。

5.67.1 月经过多

何谓月经过多？平常月经期假如为6天，就应从第四天起逐渐减少至干净。如第六天以后仍有多量流血或者有血块，或者停止后又再出血，此谓月经过多。有时候真是多得吓人，1990年，当时笔者接触妇科并不多，时有一熟人，其女14岁，一次月经来潮10多天，有一日，排出大如拳头的血块七八块，足有一大盆。还有一个中年女子，月经期中有一天突然大量出血，家人依照土俗，用棉被撒满白糖，让妇人坐上面，几个人抬着来，棉被都湿透了。这些情况着实吓人，失血太多会有生命危险。从理论上分析，月经至后期，新一轮卵泡开始发育，分泌出雌激素，此时子宫内膜就开始迅速生长而转入下一个周期。可能因新卵泡发育慢，雌激素不足，子宫内膜不能如期生长，因而月经不能停止；或者有淤血积聚，阻碍了子宫内膜生长，淤块脱落后再引起小量不停的出血（崩漏），有时可能持续到下一个月经周期。

治疗：月经过多的治疗较简单，因为是雌激素不足，只需补充一点雌激素就能达到目的。2002年，一个年轻女子，因月经过多，去某一江湖诊所求医，那游医诊断为大出血，要给她吊氨基酸。该女子觉醒，转来本诊所，给予口服己烯雌酚1毫克，日2次，服药第二天即止血。类似这样的例子有不少。

口服己烯雌酚，稍重的每日服2～3次，每次服1片（1毫克），轻症者每日服1次，连服2～3天即可，或加些维生素B_1、维生素C等同服亦可以。己烯雌酚有胃肠道的恶心反应，饭后服可使反应减轻。

崩漏者除口服己烯雌酚每日1片外，还应加活血祛淤的中药：熟地黄30克、丹参9克、牡丹皮12克、川芎6克、当归6克、红花6克、香附9克、枳壳12克、益母草9克、炙甘草6克。

若出血量大，应去医院检查和治疗。

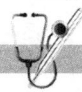

5.67.2 月经不来

一般认为按月经正常周期逾期3天不来即谓之。如果无任何不适者，可暂不处理。因为有些不明因素可使月经提前或推后几天的。如果长时间不来，或者有下腹胀痛、腰痛等不适时，提示可能需要药物帮助，可用如下中药调理。

处方：熟地黄25克、栀子12克、牡丹皮12克、丹参9克、枳壳12克、黄芩9克、木香9克（后下）、川芎6克、红花6克、当归6克、益母草9克、炙甘草6克、香附12克，水煎服，日1剂。服后来经的可停药，如未来，再服1剂。

月经不来多数是血热伤津、下焦气滞血瘀。熟地黄、栀子、牡丹皮、黄芩主清血热（包括燥热、湿热），熟地黄滋水使血行顺利，牡丹皮滋阴清虚热，合用则能清各种原因所致之热；川芎、当归、红花、益母草均能活血生血通瘀；木香、香附理气通十二经脉。合则使阴阳归于平衡，月经则如期而至。多数病例服本方一剂见效，如热象不明显，无口干、便结，而有脾虚腹胀、大便稀烂者，去栀子、牡丹皮，改用党参12克、黄芪9克。

5.67.3 停经

连续多次月经不来，必须用药才能来的，则认为是停经。可以考虑使用人工周期法。出现停经的原因，可能是神经系统的生物钟不稳定。子宫内膜的周期变化受卵巢的支配调节，卵巢除了受内分泌系统调节之外，也受神经系统的支配，而神经系统的生物钟效应是确实存在的。比如：经过多次条件反射之后，如早晨6点钟听号起床，生物钟建立，以后早晨6点即使不响号也会醒来，这就是生物钟效应。如果一种条件反射建立未久，或生物钟的形成未牢固，可能受其他因素的影响而变得不稳定。采用人工周期法就是帮助建立稳定生物钟。有些经一个人工周期就才能恢复正常，有些经两三个人工周期才能恢复正常。大致上，这是符合道理的。

具体做法是：先服前面介绍的中药，使其来经。待干净之日开始（如月经期过长的可从第六日开始）每日服己烯雌酚 1 毫克，连服 22 日停药。有的做法是从第 23 日起注射黄体酮 10 毫克，连续 5 天，此时便会有月经来潮。从实际使用看，不用注射黄体酮也行，停药后数天之内月经即来。根据情况决定做人工周期的次数。

5.68 盆 腔 炎

盆腔炎是婚后妇女的一种常见病，盆腔炎是总称，若分开来说，有卵巢炎、输卵管炎，有子宫内膜炎、宫颈炎、阴道炎等。盖因其部位毗邻甚至可称为一体，容易相互累及，且都是炎症，诊断和治疗基本相同，因而统称为盆腔炎。有的书将卵巢和输卵管的炎症称为附件炎。

因为是炎症，大多数都由致病菌引起。致病菌有葡萄球菌、链球菌、淋病双球菌、大肠杆菌属等。葡萄球菌和链球菌是革兰氏阳性菌，通常引起急性炎症；淋球菌和大肠杆菌属是革兰氏阴性菌。淋球菌可通过性接触传播为淋病；大肠杆菌属感染者病情较轻，而且其分布广，免疫性低，容易反复感染，所以更多见。

诱发因素：房事和机械摩擦。这些本不是致病原因，但在机体抵抗力低下时，就容易引发感染。机械摩擦易致宫颈炎和非菌性炎症。

第 5 章 疾病各论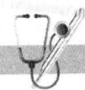

临床表现：有下腹正中或两旁疼痛，多为微痛，并有腹胀坠感，或有便意感。这是因为盆腔神经的传入引起的连带反应，出现排尿排便反射所致，实际上不是腹泻和尿频。

主要症状是白带增多，炎症的轻重决定白带的稀稠和量。内热偏重的，白带颜色偏黄，若伴有寒战发热的，多是革兰阳性菌感染；偏湿的，白带稠而色白；脾虚的，白带稀而色白；革兰氏阴性菌感染者多不发热，或仅低热。病情如不经有效治疗可经久不愈而成为慢性盆腔炎。

由于社会文明和卫生事业的发展，急性寒战发热的病例已渐减少。革兰氏阴性菌感染居多，且不甚严重。多数就诊者的原发主要症状是白带增多，适用于中医带下症的处理。

治疗：

（1）抗菌：急性起病伴畏寒发热、白带黄，或血常规检查白细胞升高者，选用青霉素类、头孢类、林可霉素等；以白带增多为主、不发热、下腹痛者，选用丁胺卡那霉素，口服药可选用百炎净、呋喃唑酮、氟哌酸类（肾损害，现少用）。

（2）消炎：可用强的松或双氯灭痛。

经过抗菌、消炎治疗之后，白带不能消除的，可用中药治疗。

中医药治疗盆腔炎的效果也很好，不少病例服药一两剂已见效，反复使用也有效。下面介绍一组常用处方：

党参9克、薏苡仁30克、木通12克、黄芩9克、木香9克（后下）、香附12克、川芎6克、当归6克、红花6克、炙甘草6克、陈皮6克、益母草9克、枳壳12克、柴胡9克。

如内热重、口干、舌红、白带色黄、脉数有力者，去党参加栀子12克、熟地黄20克。如偏湿、乏力、白带稀白、舌苔厚者，加法半夏12克。

病例：某女性，23岁，外县人居广州。主诉白带增多已两个月。白带色白，浓稠，伴下腹胀痛，间有腰痛，无发热，面色稍黄，大便软，舌淡，苔薄白，脉沉缓。从病症来看，符合盆腔炎，偏湿。给予静脉滴注丁胺卡那霉素 0.4 克加地塞米松 5 毫克；口服百炎净、强的松，每日 2 次；呋喃唑酮、维生素 B_1，每日 3 次；保和丸 1 个，每日 2 次；中药按上方两剂。一周后再诊，言上次已愈，几天后再发，要求继续滴注。遂按上述方法继续治疗，又愈。一周后又来，诉房事后觉痛，接着又有白带，但比之前稀，而且量稍少，给予单用中药两剂。几天后又发，症如上述，嘱患者房事停 10 天，并且以后需注意房事卫生，给中药而去。尔后很长时间没来，一年后曾发过一次再来就诊。

从此例中可看到：房事卫生如不注意，就成为盆腔炎的诱发因素。因此，在治好病的同时，也要注重预防，不然的话，疾病使身体虚弱，体虚又容易得病，这就容易形成不良循环。

5.69 阴 道 炎

以霉菌性阴道炎和滴虫性阴道炎多见。此外尚有干性阴道炎，见于老年者。

阴道炎的病情较简单，主要症状为外阴瘙痒。霉菌性阴道炎瘙痒不甚剧烈，阴道有少量稀薄分泌物；滴虫性阴道炎则瘙痒剧烈，阴道无分泌物或极少。两者可单独发病，也可同时并发。干性阴道炎主要感觉微痒。

依据症状基本可以诊断，阴道分泌物涂片检查可确诊。

治疗：霉菌性阴道炎只需要用碳酸氢钠片（小苏打）20

片,温水 1000 毫升溶解后坐浴洗浴即可,加阴道冲洗更好。如果未经检查不知有无合并滴虫感染,可加入甲硝唑 10 片同用。此外,用制霉菌素灌洗也可,但效果不肯定。

滴虫性阴道炎则最好先服药,后洗浴。白天服甲硝唑 0.4 克、烟酰胺 0.1 克,3 次。晚上用小苏打 20 片、甲硝唑 10 片,溶于温水中坐浴加冲洗。须洗半小时,连用 2 天,基本可愈。

解说:滴虫和疥虫同样都是体表寄生虫,都引起剧痒。因它们都能活动于阴明两面,若外用药,则逃避至暗处或适在暗处而药效不到;若内服药则避于明处,而且内服药受剂量限制,不太容易掌握。假如剂量不够,则又会逐渐产生适应性,这是生物的本能。因此,内外合用是最好之法,内服甲硝唑,通过烟酰胺扩张血管的作用在皮表达到有效浓度,迫使滴虫或疥虫趋向表面,此时用大剂量甲硝唑清洗,可一鼓而擒之,这符合"十倍于敌可围而歼之"的法则,无有不胜者。

5.70 缺 乳

妇女产后缺少奶水或奶水不足,不够婴儿吃饱的,是为缺乳,民间有各种各样催乳的方法,都可以试用。这里介绍一法。

处方:中药穿山甲 12 克、王不留行 12 克,大鱼头 1 个,煎汤服,连服 3 日有乳。

5.71 断 乳

婴儿长到四五个月的时候就可以逐渐增加其他食品,六个月以后更可以喂食软饭和一些肉类。此时喂奶即可以逐渐减少,九至十个月时可断乳。而断乳后奶水不能收者,可口服己烯雌酚片 1 毫克(1 片),每日 2 次,饭后服,连用 3 天。也可以第一天服 3 次,后 2 天各服 1 次。此药有恶心欲吐的不良反应,有时反应较大,但可照服,停药后不良反应自然消失。饭后服或加服维生素 B_6 可减轻反应。

5.72 肩 周 炎

肩周炎全称为肩关节周围炎。顾名思义,并非关节炎,而是关节周围的结缔组织、肌腱、韧带、肌膜等组织的非菌性炎症。肩关节结构见图 5–18。

本病多发生在中年以后,很多病例都在早晨起床后发现疼痛,穿衣不灵,接着症状逐渐加重。从发病经过来看,多是在睡眠时侧身,使一侧肩关节受压,感受风寒而发病。中医认为这是寒凝经脉。因为是受寒而引起,发病急骤,所以寒凝经脉之说是合理的。相当于西医说的非菌性炎症,即肌腱及其周围的结缔组织炎性水肿、变性。只要牵动肌腱,就会发生疼痛。因此关节的活动就明显受到限制。从治疗结果可以证实这种说法,因为用药后很快就能减轻症状。

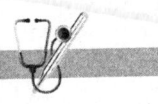

第5章 疾病各论

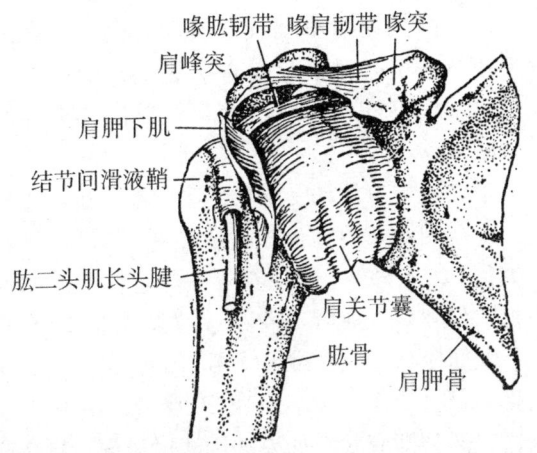

图 5-18　肩关节结构

注：图片引自《医用人体学》。

本病主要表现是：多为一侧发病，或两侧轮流发病，少有两侧同时发病的。表现为肩关节部位疼痛，活动则痛加剧，不动则可不痛，活动障碍是主要症状。肩关节是人类关节中活动范围最大的关节，正常时双手能触到人体的任何地方。但当肩周炎时，关节的活动大大受限，手不能平举，不能摸头，手伸不到背后，以致不能穿衣。

凝肩是指肩周炎未得到有效治疗，经过相当时间之后，活动受限部分已不能恢复，相当于慢性肩周炎。肌腱可以因锻炼而灵活，像杂技演员那样；也可以因不活动而挛缩发生凝结。笔者亲眼见过一例肌腱挛缩者，1975年，笔者当时为实习医生，在外科，有一个20岁的年轻人，挂着双拐，行走非常灵活，他的右脚已挛缩变形，比左脚小1/3。但并非因病而致，而是觉得好玩，非要挂着拐杖不可，日子长了，拐杖功夫的确练得很好，但右脚却因不用而萎缩，最后果真离不了拐杖了。这个事例说明肌腱长期不动是会发生挛缩的，所以，肩周炎在急性初起时治疗是很关键的，治疗得好，恢复就快而完全；治疗不好或不经治疗，致成慢性炎症时，势必影响肩关节的活动。

诊断：根据肩关节活动受限，活动时痛，即可诊断。

治疗：本病因属非菌性炎症，所以治疗就应使用消炎药。关于这一类痛症的消炎药有很多，根据笔者多年的经验，以下这组药物效果较好：风湿灵 4 片、双氯灭痛 25 毫克、保泰松 0.1 克、强筋松 0.4 克、维生素 B_1 20 毫克，每日 3 次；强的松 5 毫克，每日 2 次；炎痛喜康 20 毫克，每日 1 次。一般症者口服这组药物即有效，如果加用注射风湿灵针 2 毫升加地塞米松 5 毫克，则效果更快更好。

使用这组药物，多数患者都能在 2～3 天好转，疗效确实可靠。最快的在注射后 2 小时即感觉好转，愈后能恢复如常。不过慢性病例只能消除症状，还是不能完全恢复功能。

在慢性病例或顽症者中，有人使用封闭疗法。封闭疗法效果是肯定的，但肩周部位结构复杂，很难准确地把握注射部位，如注射不到位，效果就会受影响。

5.73 肌腱炎（附封闭疗法）

解剖学上，肌肉附着于骨头上，然后向下移行，逐渐缩合成一束肌腱，越过关节，附着于另一骨头上。肌肉收缩时，力量便集中在肌腱上，将另一块骨头经过关节的支点作用而随意拉动。肌腱的外周有一鞘膜包裹，起保护作用。其中有间隙，其内有鞘膜分泌的润滑液，像机器的润滑油一样起润滑作用，以减少摩擦，使力的传出顺当自如。这就是肌腱的解剖生理特点。

人接近老年的时候，生理机能开始减退，鞘膜腔润滑液也就减少甚或干枯，此时如用力过急，就容易加剧摩擦，造成损伤。肌腱和肌膜之间就处在机械性炎症状态，发生疼痛。久之，腱和膜就增厚肿大，疼痛加剧而影响其机能。即便是年轻人，不适当的过猛过急用力或扭曲或碰撞，也会发生这类病损。这种情况多见于运动员及强体力劳动者，所以亦称运动损伤。

肌腱炎多发生在如下部位：①肘关节外侧桡骨头，这种病首先在网球运动员身上发生，所以称为网球肘；此外，长期从事手工操作的劳动者也易患之。②长期手工洗衣和手指劳作者，大拇指肌腱和腕关节桡骨小头一并易发病。③小腿腓肠肌腱和足跟腱，长时间走路或急剧起步时易发生拉伤。

但要说明，身体素质好和善于用力（即先轻度用力，待热身后才重用力）的人是不易损伤的，只有身体欠佳的状况下急用力才易致损伤。冯梦龙说"祸来只奔福轻人"就是此意，为人处世当审时度势。

症状体征：特征就是活动时痛，静止时疼痛消失。检查时通常都有一个明显的压痛点。网球肘者，肘关节外侧桡骨头（背面）可见突起的肿块，有明显压痛；拇指肌腱炎者，腕桡骨小头有时可见肿大，硬实，触之有痛。

治疗：网球肘及拇指肌腱炎，最适合也是最有效的方法是封闭疗法，药物治疗收效不大。其他的肌腱劳伤或难以作封闭治疗的，可采用非菌性炎症抗炎法处理。口服药物：风湿灵、双氯灭痛、保泰松、强筋松、维生素 B_1、强的松、炎痛喜康；注射药物：风湿灵、地塞米松。用法详见肩周炎。

附：封闭疗法

此法原是外科的一种治疗方法，不需无菌手术器械操作，任何医生都可以习而用之。此法的实质就是用利多卡因的麻醉作用（即封闭作用，同时能很好地改善局部血循环）和强的松龙的消炎作用，达到消炎、消肿、止痛的目的。操作简便，效果确实。

操作方法：

（1）视病灶大小用注射器吸取利多卡因3～4毫升、摇匀后的强的松龙1毫升，将两药混匀。

（2）确定压痛点，在最明显痛点上用笔标记。然后常规消毒，在标记点进针至表皮下并打一个小皮丘，几秒钟待表皮麻醉后垂直进针至碰到骨，再退回约3毫米，此处即是注药部位，注入药液，也可采取不同层次多点注射，注毕拔针。

（3）用拇指（消毒后）轻轻按压注射后隆起的部位，目的是使药液均匀地分布在病灶周围，以期取得最好效果。

实例：龙某，男，54岁。长期从事田间劳动。于1978年开始出现右肘疼痛，用力则痛，静止时不痛。初时尚可忍，未作理会，照常劳动。至1980年疼痛加重，并发现右肘外背侧肿大如小指头般，触压痛明显。当时已至洗脸拧毛巾都不能，疼痛难当。由朋友介绍来求医，诊断为网球肘，是一种劳力损伤症。当时使用封闭疗法，隔两天一次，共注射两次。注射后即止痛，几天后肿块消失。此病例追踪到1998年未复发过。

后来，以此法治疗过肌腱炎、骨膜炎、骨刺等病例无数，有效率在95％以上。

治疗之后，应告知患者至少需休息15天，患病部位不能承受重力作用，否则易复发。复发者按原法治疗仍有效。

5.74 肌 炎

这里说的肌炎是指某些肌肉群或某一肌束因感受风寒或骤然急用力等原因造成的急性非菌性炎症，或在慢性劳损的基础上出现的急性炎症。这些常见的肌肉炎症有：斜方肌与胸锁乳突肌炎（即落枕）、肋间肌炎、腰大肌劳伤、坐骨肌炎等。

5.74.1 斜方肌与胸锁乳突肌炎

这两块肌肉分别在颈部两侧支持着头颈部的运动。发生炎症的多数都在早晨起床后，突然感觉颈部转动不灵，有僵硬感，接着感觉疼痛。随着颈部的运动，疼痛很快加重，由于痛而不敢转动，如果后面有人呼之，则不能灵活地回头应对，而是整个身躯向后旋转，这是本病特征，一见此状，便是本病无疑。

发病原因：在睡眠时，肌肉未能完全放松，头部位置不正，颈肌在用力支持着，此时若感受风寒则发病。此症多发生在成年人，小儿因睡眠能完全松弛肌肉，且因内热甚，能抵御风寒，故极少发病。中医认为这是寒凝经脉致病。肌肉运动通常都有着对立两面，即屈肌和伸肌。寒凝就是肌肉在收缩着的时候由于风寒引起炎症、水肿，使肌肉"凝结"在收缩状态。不动时则少痛，动则不论屈肌或伸肌，只要牵动"凝结"状态就会痛。这一现象是十分明显的，治疗的重点在消除水肿。

用药见"肩周炎"一节。

5.74.2 肋间肌炎

发病的原因和原理与斜方肌炎是一样的，只是部位不同，本病发生在肋间肌。肋间肌是两根肋骨之间的肌肉，它的作用是提起胸廓、扩大胸腔、起吸气作用。发生炎症时则表现在吸气时由于肋间肌"凝结"受牵拉而痛，并且笑和咳嗽时也会痛，发病多在平睡不够平，侧睡不够侧时感受风寒而起。

鉴别诊断：肋间肌炎需与肋间神经痛、肋骨膜炎和肋软骨炎相鉴别。肋间神经痛与肋间肌炎很相似，治疗也大致相同，不同点是肋间肌炎痛在一点，肋间神经痛则痛在一线；肋骨膜炎则因钝物撞击，如桌角、木棍、拳击等挫伤而起，有较明确的触压痛点。但很多时候并非挫伤后立即发病，有可能在伤后很长时间甚至已记不起有否外伤史之际发病。此症治疗用跌打酒有效（详见"扭挫伤"相关内容）。肋软骨是指胸骨与肋骨之间由软骨组成的关节地带，位于胸部正中线两旁，过度用力可使软骨关节受过度牵拉而发生炎症。表现为前胸中线旁软骨部位呼吸时痛，患病侧上肢用力也痛。曾有一板钳工，在修理机器时过度用力发生肋软骨炎，经非菌性炎症抗炎治疗后好转。但工作时因用力而复发，再治疗后，指导患者在3个月内切记不要单手用力，凡15千克以上都要用双手完成，这样经3个月的养护，才得以康复。这说明软骨的康复是较慢的。

5.74.3 腰大肌劳损

此症多发生于中年人，有时或因一个微小的用力如突然转身、弯腰拾物、打喷嚏等而突然触发。病发在弯腰时则直腰觉痛，病发在直腰时则弯腰觉痛。这一点也符合寒凝经脉的说法：腰大肌一下子触发了炎症，肌肉水肿，阻碍了运动。

第 5 章 疾病各论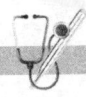

动则痛，不动则不痛，所以亦有一个特殊的体位，医学称被动体位或强迫体位。另外，长期从事重力劳动的人也会因腰大肌劳损而发生腰痛，这类痛多为慢性，痛没那么剧烈，只有在感受风寒时才突然变剧。

5.74.4 坐骨肌炎

下肢活动多的及常坐的人易发病，多发生在中老年人，活动使坐骨肌劳损，坐则使坐骨肌受压、血流减缓、淤血、水肿而发病。感觉大腿后侧有牵拉感，疼痛不甚剧烈。本症与坐骨神经痛有相似之处，不同点是本症痛点局限于大腿后上方，走路时痛，静止时可不痛；坐骨神经痛则动静皆痛，而且疼痛常剧烈，痛的范围从大腿后侧直延至足跟，抬腿时痛剧，且多伴有腰痛和腰椎骨增生，X线拍片有助诊断。

治疗：以上几种肌炎实质上都属非菌性炎症，只是部位不同，名称各异，原因也有所不同。但治疗方法都是相同的，详可参阅"肩周炎"相关内容，这里不重复叙述。

下面介绍两则病例供分析参考。

实例一：某男，25 岁，一日早晨起床后突然觉颈部活动不灵，并觉痛。至中午时痛加剧，以致颈部不敢转动，以为是劳累所致，找桑拿按摩师拨弄，却是越来越痛。第三天来诊时疼痛仍丝毫未得缓解，让他看后面，整个身子向后转，从外观上，真是不用病家开口，一看便知端倪。当下了解发病经过，询问无胃病史，切脉望舌，无其他特别。即予肌注风湿灵加地塞米松 1 次；口服风湿灵、双氯灭痛、保泰松、强筋松、强的松、炎痛喜康 2 天。用药一次已明显缓解，再用一次而愈。

实例二：刘某，男，46 岁，广州郊区夏茅村人。1998 年某日突然发生腰痛，笔直挺立觉好些，弯腰则痛，勉强弯腰痛甚，不能工作。打电话来询问，想做按摩试试，因是朋友，不好阻拦。经两天按摩，当时觉明显好转，过后反复如初，最终无效。后来诊，检查无甚发现，诊断是腰大肌急性炎症。给注射风湿灵 2 毫升加地塞米松 5 毫克，口服非菌性抗炎药两天，康复。2007 年又发一次，无巧不成书，此次是病发在弯腰时，伸直则痛。二话没说，驱车前来就诊。90°弯腰弓身笑着进门招呼，旁人掩口而笑。此时已知根底，立即肌注一针，取两天药量。15 分钟后，直腰出门去。

此事看来像是笑话，也很夸张，其实是真的。盖因此类病虽有发病部位不同，诊断名称各别，实际都是同一病理，或者笼统地称为肌炎也可，但科学之法还是要细致区分的，这是正理。然而处理方法都是一样的。

5.75 扭挫伤（附跌打酒）

扭挫伤属于跌打的范畴，原本不是笔者的长处，伤者往往也首先去找民间跌打医生。不过，也有不少患者经跌打医生治疗无效之后转来找笔者的。

实例一：1991 年，广州北郊江夏村有一位年近 50 岁的村民，因左足踩石阶扭伤，肿胀、血瘀、疼痛。寻邻村跌打医生治疗，经拍片，未发现骨折，遂敷跌打药。15 天未消肿，瘀则退矣。因肿痛行走不便，且敷药处皮肤过敏。试着来诊，给服非菌性抗炎药两天，肿消大半，继用跌打酒按摩并外敷，4 天痊愈，追踪至 2007 年无复发。

扭挫伤是运动外伤疾患，不论男女老幼，在运动或劳动中都有可能发生。扭挫伤可以说是最轻的运动伤，可按本书介绍的方法治疗。较重的如关节脱臼、骨折、创口、大出血

第 5 章 疾病各论

等须到医院处理。

扭挫伤包括两种情况：一是扭伤，指关节、肌肉和肌腱等在方向不正的状态下受重力作用而发生的损伤；二是挫伤，指身体某部位受钝物的撞击而发生的损伤。通常地，扭伤较轻，一般伤不着要害处（这是指四肢而言，如颈部或腰部扭伤，伤及脊髓则是极重症）；挫伤则要了解致伤物的大小和力度，检查时要留意有否骨折及内出血，有否伤及内脏，必要时需作相应的仪器检查及医学观察，防止漏诊。

实例二：1993 年，一男子骑摩托车上班，因前一天大雨，泥水灌了刹车鼓，遇交通阻塞时刹车失灵，撞入两车夹道中，幸无伤及别人，自己却被摩托车头的硬塑片挫伤前胸锁骨头，当时并无感觉特别。第二天，锁骨头开始疼痛并肿起，症状很快加重。稍有一点活动即痛甚，肿处压痛明显。因有进口跌打药油，当晚即涂之按之擦之。次日，痛更甚之，肿如指头大小，触压痛明显。遣人来索取跌打酒，当晚按指示以酒按摩，20 分钟后疼痛渐减，觉轻松，继续按摩 3 天，疼痛由刺痛变为酸痛到消失，肿胀消退。直到 2010 年无再复发过。

这一例是钝物挫伤，由于撞击力度大，所以受伤部位的骨膜迅速肿起，这是非菌性炎症反应。此例的处理最成功之处，是无需内服药物，只须外用药即可，而且直接快速感受到好转，这要归因于药酒的良好性能。值得一提的是，扭挫伤如果未经过有效彻底的治疗和恢复，在以后的几年甚至 10 多年均会有伤处复发。虽然复发的症状不会很严重，知情者则无好计可施，不知情者便会疑及其他病而作无谓的破费。

附：跌打酒

本方跌打酒是笔者于 1980 年为一武术师而设计，经过 20 年的不断改进和使用观察，已成定型。其疗效确切，治疗彻底。30 多年来，所经治过的扭挫伤及轻症骨伤者，均显效而无复发的。经过长时间的反复考虑，最终摈弃一贯的传统观念，决定将其公之于世。供大家研究使用，也算为人类作点贡献。

处方：五加皮 20 克、大黄 20 克、木香 15 克、乳香 30 克、没药 30 克、金耳环 15 克、细辛 15 克、延胡索 20 克、桃仁 15 克、红花 15 克、土鳖虫 15 克、川乌 30 克、马钱子 30 克、苏木 15 克、地榆 15 克、桂枝 15 克、威灵仙 15 克、黄芩 20 克、骨碎补 20 克、续断 20 克。

制法：将药洗净，蒸 5 分钟，冷却 20 分钟，入瓶，加米酒 1.5 千克，密封，一周后可用。适宜外用，不宜内服。

用法：如有伤口，应待 3 天等伤口初步愈合后用药酒外敷，此时伤口虽有小痛但可忍受。

无伤口的扭挫伤，洗净后，用药酒充分涂上，用拇指指压按摩，力度要掌握在患者觉痛而勉强能忍的程度，时间为 20 分钟。指压按摩过程中要保持伤处有充足的药酒，按完后不可水洗。如有必要者可以加外敷，用 6～8 层纸巾浸湿药酒至不滴出为度，敷于患处，胶纸封盖固定，时间约 1 小时。

适应证：所有扭挫伤及轻症的骨折、骨裂等症，一般用药当时见效，3～4 天可达理想效果。

5.76 骨　　刺

骨刺其实就是骨质增生症，骨质增生可发生于全身任何骨质部位，本书所说的骨刺仅限于足底部。

关于本病的成因，我们无须去考究。人类的生活是多姿多彩的。有些疾病对身体无大损害而且能够刺激身体不断产生免疫，这正是上天对人类的垂怜。所谓"天将降大任于斯

第 5 章 疾病各论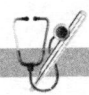

人也,必先劳其筋骨"就是这意思。而且这些小病也不难治,大可不必花心思去预防,去忌讳,该做什么就做什么去,这是正理。

骨刺多发于 30～50 岁年龄段,其显著特征是足底着地时痛,不着地则不痛,且痛处只限于足底跟骨处,不影响其他地方。

诊断简单,只需拍一张跟骨正侧位 X 光片即可明确诊断。但拍片诊断应计算时间,初起痛的不一定能通过拍片看出来,估计要在起病两个月后才能从片上看到骨刺的形成。

治疗:应用封闭疗法,效果很好。具体做法参考"肌腱炎"相关内容。

1976 年,广州三元里一位张姓煤矿工人,时年 30 余岁,患右足痛近一年,特点是着地时痛。当时笔者在广州市第十二人民医院门诊部,接诊后给予拍片,清楚地显示出右足跟骨底部有一长约 0.6 厘米的尖状骨刺。遂定位给予封闭治疗。这是笔者从医之始治疗的第一例骨刺,印象深刻,甚至至今连患者的名字都记得。当时使用普鲁卡因 4 毫升、强的松龙 1 毫升做骨刺部位注射,隔两天一次,共注 2 次,痊愈。后至 1996 年一次偶然相遇,仍记起骨刺一事,细询之,无复发。

此后,治疗过很多同类患者,其中有一例是江夏村姓段的女性患者,双侧足底均患骨刺而一次完成治疗,同样治愈,后来无复发。

使用利多卡因是 1980 年以后,以前均使用普鲁卡因,因有过敏反应需皮试,使用麻烦。利多卡因则无过敏反应,免去皮试,效果同样好。

5.77 腰　　痛

由腰大肌劳损引起的腰痛已在"肌炎"部分讲过，此外还有腰椎间盘突出症和横突关节病变所致的腰痛，因治疗手段主要在外科，此处不叙。这里主要介绍脊椎炎和肾虚腰痛。

5.77.1 脊椎炎

脊椎炎属于风湿和类风湿关节炎的一种，症状都表现为腰痛，两者的发病和结局却不相同。

风湿性关节炎是风湿病的一种，属于自身免疫性疾病，多表现在较大的关节如膝、踝、肘、肩关节等处，有红、肿、热、游走性关节痛等炎症表现，是非菌性炎症。脊椎也会受累而表现为腰痛。抗"O"、血沉检查可帮助诊断。

类风湿关节炎则表现在小关节如指关节、腕关节和足趾关节等处，病因不甚明了。红、肿、热的炎症反应不明显，而以关节变形和痛为主，其后果更甚于风湿性关节炎。一旦变形便会严重影响生理机能。脊椎的变形，从 X 线片上看，就像钢鞭一样，这样的腰椎，弯曲度极小，且不说运动，便是俯身拾物也困难。类风湿因子检查可助诊断。中期以后的患者，即使从病象看也可以诊断。

另有一种劳损性脊椎炎，多见于长期从事弯腰重体力劳动者，年龄多在 40 岁以上。腰痛是主要症状，但没有风湿和类风湿的病史和检查所见。

治疗：均采用非菌性抗炎方法处理，详见"肩周炎"相关内容。

风湿性脊椎炎和劳损性脊椎炎的效果较好，类风湿性脊椎炎在未发生变形之前疗效尚可以，一旦发生变形就难以回复。所以应尽早用药，而且控制症状后，减量维持的时间要长些，以求治疗彻底。

5.77.2 肾虚腰痛

有肾阴虚和肾阳虚两种，阴虚腰痛多在午后至睡前痛，常伴有潮热、盗汗、口干、耳鸣诸症，舌红、无苔、脉细数（快）。

处方：熟地黄30克、菟丝子9克、山茱萸肉9克、泽泻12克、牡丹皮12克、锁阳12克、巴戟天9克、知母9克、黄柏9克，水煎晚上服。

肾虚腰痛一般指肾阳虚者，因现代物质生活富裕，阳虚的症状往往表现不典型。但是，肾阳虚的腰痛仍然有特征性的表现，就是早晨起床时腰痛，有时也觉痛甚，但活动后，腰痛逐渐减轻至消失，白天基本不痛，至次早仍痛如前。此为特征，仅此一点即可判定，无须做其他检查。

治疗：中药较有效，这里介绍一方，百验皆效。

处方：熟地黄20克、菟丝子9克、泽泻12克、牡丹皮12克、杜仲9克、巴戟天9克、续断9克、五加皮12克、淫羊藿9克。水煎晚间服为妙，服药一剂，次晨便见分晓。此方经过无数病例使用，通常用药不过三剂。

如伴有性功能低下者，加肉苁蓉12克、女贞子12克；伴夜尿多者，加乌药9克、益智仁12克、牡蛎30克。

5.78 周期性麻痹

《实用内科学》有记载这一疾病,根据资料显示,此病的发生率也不低。临床上以前也听说过,不过,笔者所亲历的是2003年至2005年间经治过的两例,均是北方人,南方人病例尚未见过。可能是北方人患此病居多,且资料显示此病有家族遗传倾向。

此病的发病机理是:发病时细胞膜内外钾离子浓度相差悬殊,膜内钾离子浓度远高于膜外,以致不能进行极化过程,肌电也就不能发生,于是肌肉陷于瘫痪,这个说法听来有道理,但是钾离子是可以自由通过细胞膜的,是什么原因使钾离子一下子全进入膜内而不能产生动作电位,致使肌肉不能收缩呢?也许这就是本病的迷点,尚有待于研究。

总之,发病时血清钾骤然降低,这一点是毋庸置疑的。因为这类病人一经补钾,说话间就能站起来。钾的吸收是很快的,口服10分钟就能吸收进入血液输送至人体各处,到肌肉细胞膜外。补充了钾离子,立时恢复了极化过程,于是瞬间就恢复了肌肉动作电位,肌肉就能活动。

2003年某天早晨,三四个壮汉抬着一男子来就诊。男子约30岁,两下肢软瘫,完全不能动,双上肢微微能动,但意识十分清楚,一点也不紧张,能准确地回答问题,说是早晨起床即是这样,询问病史,以前亦曾发生过此病。检查时仅双下肢软瘫,膝反射和腱反射消失,没有其他特殊发现。当下已知就是周期性麻痹,因为笔者尚未亲历过,不能不慎重。患者是反复发作的老病号,他不说破,是想考考医生,个别

第5章 疾病各论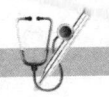

病人这种心理是有的。以前也有过,当处理不妥时,他就会开口了。当下我也不与其说穿,只开了10%氯化钾液60毫升,盼咐口服,收费5元而去,结果回去服药后不久就能行走如初。后来再发一次,患者不能来,只让家人来取药。

世事很微妙,人们都说"病久能自医"。既然患者曾多次发作过,就应知道是什么病,如何治疗。但他为何要来看病呢?因为第一,患者住在笔者诊所附近,而笔者诊所在当地也稍有名气;第二,患者想要借此机会考考笔者,看笔者是否认识此病。当他看到那瓶药水便明白了,所以第二次就叫人来取药罢了。话既到此,倒不如说说另一种情况,即说说医生的天职和道德,顺带也说术。在笔者开诊所之始,有些五保户(即生活困难户,多是老人)来诊病,当核实来者是五保户时,笔者看病不收费。此外,有些病人作简单处理的也不收费,这本意是从医生的道德出发,不图回报的。结果人家满大街到处讲,说你是好医生,于是门诊量不断上升。从职业与道德来说,这是做对了。从术来说,这是"与之为取之术",是道。比喻钓鱼,先给鱼饵,然后才得鱼,这是道。但做人不应这样,只要你真心对人好,自然人家也会对你好。说到钱财,谁人不爱?但必须取之有道才行。现在有不少医生,看病先吊盐水,一旦歪了心思,越发不可收拾。

后来,笔者据新闻报道说,有个年轻人因双下肢无力到某医院就诊,打着吊瓶就死了。这是什么病?用了什么药?大约也清楚了,只是一念之差。有个朋友,在区医院里当医生兼领导,他就有一个下级医生,开了"10%氯化钾10毫升静脉注射"的处方后离开了,无经验的护士正准备执行,我的朋友发现了,立时制止住,不然可怕的事就会瞬间发生。

2005年,一个朋友的工人下属,清早便觉双下肢软瘫,朋友驱车30公里送诊,患者也不能下来,只能在车上诊视。

该患者年约40岁，北方人，以前未发过此病，经病史询问和检查，也是周期性麻痹。给予氯化钾液口服，回去即能行走。后来又发作一次，因路远，电话询问，嘱咐他到药店买代盐，服之亦愈。代盐是粗制的氯化钾，有咸味，用于肾炎水肿不能食盐的患者，因而称代盐。用来治疗本病也最简单、最适合不过了，适量泡水服下即可。

这就是周期性麻痹，发病时骤然瘫痪，有点可怕，服药后又能立即病退，恢复如初，有点神奇。发病是因为血清钾离子骤然降低之故，然而低血钾或严重低血钾者在临床上屡见不鲜，发生麻痹的却闻所未闻，这是值得研究的。

下面报告一个顽固性低血钾的特殊病例，那又是另一种特殊情况，供同行参考。

1977年6月，广州市某一市级医院消化内科病房住进一江西籍男子，41岁。该男子由江西贩西瓜来穗，主诉是吃了西瓜后腹泻不止。住院后，病情特点有两方面：一是顽固而严重的水样腹泻，每天最少20次，最多时达40次，奇怪的是，所有止泻药都不起作用，水泻依然如故；另一特点是顽固性低血钾，最低时达到1.3 mmol/L，为了确认这一点，一日之内抽查血钾达5～6次之多。更奇怪的是，连续几次补钾，每次补钾之后查血，简直是泥牛入海无消息。即便勉强补到3.0 mmol/L，次日又重新低下去。住院40天，终于不治，死因归于严重失水、失钾、心力交瘁、循环衰竭。

事后举行病例讨论，也难为了消化内科的医师们，他们已成了无计可施的局中人。其实，这个病在《疾病鉴别诊断》这本书里有记载，病名为"胰岛非β细胞瘤"，本是一良性肿瘤，手术切除后可以恢复。然而这又是一个十分罕见的病例，连留学德国的医学专家也感到束手无策，这是无奈的事。本病的特点就是顽固水泻和严重低血钾。低血钾的原因就是消

第5章 疾病各论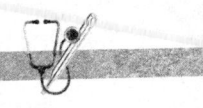

化液的大量流失，临床上补钾又不能贸然大剂量补之，因用之不当会使心脏停搏。即使勉强补足，又无奈次日随泻而去。严重水泻的原因与胰脏肿瘤直接有关。可能是肿瘤分泌出大量不成熟的消化酶，这些消化酶不能消化三大物质（淀粉、脂肪、蛋白质），致使这些消化不全的物质不仅吸收不全，反而刺激肠壁引起腹泻，这一点是肯定的。同时，不成熟的消化酶也对肠壁构成不良刺激使之大量渗出，钾离子也由此而丧失。这也可以解释腹泻的次数多，以及虽然禁食而腹泻不止的原因。

最后，病理诊断是多发性胰岛非 β 细胞瘤，共有四个，大的一个如碗口大，小的三个如黄豆至花生米大。

这样的病例很难碰到，但并非没有。不然，书本上的记载何来！以后还会有否，如果有，将会怎样诊断和治疗？基于此，本文将病案记录下来，供后来者参考。

第6章 养生的几个问题

战争年代人们无暇养生，和平年代人们希望长寿。为了达到长寿，就必须善于养生。因此，养生就成为一门值得研究的学科。

要更好地弄清这个问题，首先应该明确以下几点。

6.1 人类的寿限究竟是多少岁？

地球上各类生物体都有寿限。已知的，树木寿限最长，达千年以上；动物中普遍认为龟寿限最长，大象也可有80年。人类呢？有100年说，有120年说，有150年说。哪个说法较接近实际？我认为120年说较实际。中华民族的共同祖先黄帝，20岁当首领，在位100年，也就120岁；姜子牙80岁拜相，执政40年，也是120岁；在某族谱记载中，某个家族从东汉公元120年至北宋1085年，960年间共传24代，最长寿者122岁，100～120岁者7代，87岁～98岁者13代，最短的也有82岁，他们都是善养生者。所以，人类的寿限可认为120岁较准确。

第6章 养生的几个问题

6.2 养生的实施年龄应从何时开始？

古人说："二十弱冠，三十而立，四十不惑，五十知命，六十耳顺，七十古稀。"从这里看出，四十如日中天之际，是人生最强盛的时候。从大道上说，强到极点就要转化，正如月满则亏一样。五十知天命，也就是说人生已感觉生命开始下行，所以，养生的实施，应从五十开始。

不过，在这里应指出，有些不良习惯还是应从年轻时就要注意，不要到老来才去想法戒除，因为"冰冻三尺，非一日之寒"。从青年时期就养成良好习惯，将对后来的养生提供好的基础。

6.3 养生的中心问题是什么？

不少人都在研究这个问题，有些人偏重于一种饮食习惯；有些人归因于生活处所的空气；有的人归因于水质；有的人提出了完整的见解：水、空气、食物要求、防病治病、生活规律、戒烟、戒酒等，几乎把所有不利的因素都除去了，这是不实际的，在绝对条件下，人是难以生存的。以前有个学医的人，把自己的孩子按"标准"来喂养，结果反而时时得病，最后夭折了。人必须在与自然界的搏击中才能坚强；无畏生死才能成就英雄，善于养生才能长寿。

那么，养生的中心问题是什么呢？本书在这里提出四大要素：节食、运动、保养、修炼。

6.3.1 节食

理论根据是：人到50岁开始进入老年，感觉老化的最先是内脏，而内脏最先感觉老化的是胰脏。

胰脏就是中医所说的脾。中医认为：肾是先天之精，人的物质生命基础靠肾来发育完成；脾是后天之本，人生下来，摄取营养，成长壮大，靠脾来完成。脾实际上就是胰腺，胰腺多劳，而多劳者先老，这是规律。

胰腺的功能是什么？它有外分泌和内分泌两大部分。外分泌的是三大消化酶：淀粉酶、脂肪酶、蛋白酶。分别消化食物中的三大营养物质，这三大营养物质是供给人体生命和力量的能量来源。脂肪是储存能量的形式，蛋白是促进细胞生长的物质，淀粉是能量的来源。人体的能量依靠葡萄糖的"燃烧"来提供，糖的"燃烧"则依靠胰腺的内分泌部分——胰岛分泌胰岛素来点燃。缺少胰岛素，糖就不能燃烧，堆积起来就导致糖尿病。

从上述情况可知，人到50岁，胰脏先老，维护胰脏的方法之一，也是首先的方法，就是节食。如不节食，胰腺的负担得不到减轻，必然加速疲劳而加快老化。如果节食，则胰脏负担减轻，可以从容完成消化功能，得有休养生息机会，可以避免疾病的发生。

如何节食？实际情况应根据平素身体的需要，一般计算，应比以前减一半为准。也可这样计算：米饭尽量减少，以不太饿为度；肉类蛋白质每天不能超过200克；脂肪少吃，内脏不吃。但偶然吃一餐饱肉，以后数天少吃，这有利于刺激胰脏活动，不要让其养成懒性，应是有益的。

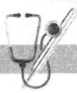

6.3.2 运动

简单地说，运动消耗能量，维持细胞正常的新陈代谢。如不运动，就像机器废置一样，易锈易坏。运动包括三个方面：

（1）肌肉运动。就是肌肉和关节的活动，可有各种形式，可根据自身特点去选择。这里提倡步行，每日步行 10 公里或更多，这是最简单而又最有效的运动。

（2）内脏运动。这是锻炼内脏的方法，道家有气功（静养功）练习，按规定的程式、标准的动作进行。这到底有无特殊的奥妙呢？说有，那就是把它神秘化，或是当做一种尊崇，让习者诚心地进入境界；说没有，那实质就是气的锻炼，只要明白道理，坚持就行。

简单做法：取盘坐位或平卧位，松裤带，全身放松，大脑专注呼吸，不想其他事；然后用腹式呼吸，慢慢吸气，意念着气要吸到脐下三寸之处，再慢慢呼气，一吸一呼，时间相等。每日做一次或多次，每次半小时。

气的锻炼能促进内脏运动，使内脏的血液循环鲜活，减少血淤积滞，使重要内脏得到足够的氧气，因此能焕发青春。

首先是肺脏，肺是一个弹力器官，深呼吸运动首先是对弹力的锻炼，使之保持完好，可防止肺气肿；其次增大氧的供应量，对脑、心都有帮助。

大脑对氧最敏感，而且耗氧耗能很大，氧足够，大脑的功能就会更好。如果氧供应逐渐减少，最后的结局就是向痴呆发展。

心脏也因氧的充足而减轻负荷。如氧不足，心跳就会加快，以维持组织需要，这种现象称为代偿。代偿并非好事，只因有事才要代偿，一旦不能代偿，就会出现心力衰竭。减轻负荷就能持久,这是正理。

(3)思维运动。这是大脑运动,如果说大脑运动相当于全身肌肉运动,很多人都不信,这不奇怪。举个例子说明:一个脑力劳动的人,转为体力劳动(注:体力劳动者很难转为脑力劳动),此时他吃的饭量与脑力劳动时是一样的。完全脑力劳动时,一样的饥饿,一样的饭量,而没有能量积蓄,人不增胖,说明能量都给大脑耗去了。当他不动脑,不劳动时,饭量就减少。这是耗能多少的体现,也是新陈代谢旺盛的标志。

思维运动有个明显的特点:惯于思维的人,无论遇上什么事,总要分析思考一番,不肯随便下结论;不惯思维的人,总是简单快捷地下结论。这便是思维的惯性,不易改变的。

要培养良好的思维活动,必须多看书、思考、讨论、分析。人到老年,注意这方面的锻炼,应是多有裨益的。

6.3.3 保养

如果说汽车保养,人们就很容易理解,一辆半新半旧的汽车,经过全面保养,各部零件清洗、打磨、涂油、更换损坏零件,就能变得如新车一样。

人体有无这样的保养呢?

元阳,是中医理论的名词。人生之初,元阳发动生命之火,上苍给你120年,受用得好,得享天年,火尽之时,寿终正寝。受用艰难,半途而废,元阳衰落,生命岌岌可危。

保养,就是补元阳。大补元阳之药,中医有人参,人参之上乘者高丽参,可以大补元气,虽不及更换零件那样好,然也不失为好方法。50~55岁时适合使用,开始时每次用6克,慢火煎煮60分钟,连渣食之,隔日一次;两周后用量增至10克,同法服食,约两个月;以后每周2次约1个月;

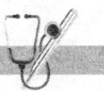

第6章 养生的几个问题

再往后每周1次约1个月；合起来4个月。经此保养，首先感觉是精神焕发，肌力增加，耐力增加，皮肤色泽好转；接着感觉消化、吸收、排泄功能好转，精力比前旺盛，思维活跃。

经过一次保养，元气大增，命门火重新燃旺，人体各器官的功能就会有一个新的状态。应该说，这种状态可持续一段时间，到感觉明显减退之时，再做下一次保养。

对于人参的使用，一般情况下是不主张的。只有在疾病亡阳或元阳耗损过半之际，才适宜用之，这是雪中送炭，用之得当，其效立现。若无病之际，无求之时，滥用人参，这是醉后添杯，饱后加菜，不仅无益，反致有害，宜慎之。

6.3.4 修炼

在哲学范畴，有物质变精神，精神变物质之说。好的身体可以焕发出充沛的精神活力，萎靡的、悲观的、不良的精神可以损坏身体。

性情的修炼，对养生很重要。脾气暴躁、刚性太过则容易怒火攻心、伤肝，郁郁寡欢、终日忧思则伤脾。比如，面对诸葛亮的施计，王朗刚性太过则坠于马下；司马懿则忍字为先而后反胜。世间的事情，很多时候，一件小事或某些大事，可使人暴病而亡或郁郁而终，这些教训都应记取。所以，性情修炼很重要，一个"忍"字，一个"让"字，可使结局相互转化。"忍得饥寒可立品，忍得淡泊可养神，忍得口福存物命，忍得言语免是非。""退一步，海阔天空。"这些都是促使矛盾转化、结局易变的性情修炼使然。这些理由说道甚多，总之是注重自身修炼就是了。

上面提的是养生四大要素，是个人观点，供大家参考。

附录 常用药物剂量表

药　名	规　格	用　法
红霉素	0.25/针，0.125/片	0.375/次，3次/日。小儿：20毫克/（千克·日）
先锋霉素		1～4片/次，3～4次/日。小儿：30～100毫克/（千克·日）
麦迪霉素	0.2克/片	2～4片/次，3次/日。小儿：20毫克/（千克·日）
螺旋霉素	0.1克/片	2片/次，3次/日。小儿半岁以下：1/2片/次，3次/日；半岁以上：1片/次，3次/日
林可霉素	0.6克/针	0.6克/次，肌注，0.6～1.2克/次，滴注。小儿：20毫克/（千克·日）
链霉素	0.5克/针	0.5克/次，肌注，2次/日。小儿：30毫克/（千克·日）（小儿最好不用，因易损伤听神经）
丁胺卡那霉素	0.2克/针	0.2克/次，肌注，0.2～0.4克/次，滴注。小儿：15毫克/（千克·日）
呋喃唑酮	0.1克/片	1～2片/次，3次/日。小儿半岁以下：1/4片；半岁至3岁：1/2片；3岁以上：2/3～1片/次，3次/日

附录 常用药物剂量表

续上表

药 名	规 格	用 法
呋喃旦啶	0.1克/片	1～2片/次，3次/日。小儿半岁以下：1/4片，1岁以下：1/3片/次，1～3岁：1/2片/次，3～5岁：2/3片/次，5岁以上：1片/次
四环素	0.25克/片	1～2片/次，3次/日。小儿不宜用
强力霉素	0.1克/片	第一日服2片，以后每日服1片。小儿不宜用
利福平	0.15克/片	1片/次，3～4次/日，或2片/次，2次/日。小儿半岁以下：1/6片/次，1～3岁：1/3片/次，3～6岁：1/2片/次
氟哌酸（现少用）	0.1克/片	1片/次，3次/日。小儿半岁以下：1/6片，半岁至1岁：1/4片，1～3岁：1/3片，3～6岁：1/2片
百炎净	0.5克/片	2片/次，2次/日。小儿半岁以下：1/6片，半岁至3岁：1/3片，3～5岁：1/2片，6岁以上：1片
穿心莲针	2毫升/支	2毫升/次，肌注。小儿不用
病毒灵（吗啉呱）	0.1克/片	3～4片/次，3次/日。小儿酌减
异烟肼（雷米封）	0.1克/片	1片/次，3次/日。小儿：15毫克/（千克·日）
乙胺丁醇	0.25克/片	3～4片/次，1次/日。小儿：15毫克/（千克·日）
甲硝唑	0.2克/片	1片/次，3次/日。小儿酌减

续上表

药　名	规　格	用　法
安乃近	0.5 克/片	发热时服 1 片。小儿半岁以下：1/6 片，半岁至 2 岁：1/4 片，2～3 岁：1/3 片，4～5 岁：1/2 片，6 岁：1 片
地塞米松针	5 毫克/支	5 毫升/次，肌注，5～10 毫升/次，滴注。小儿 2～4 岁：2.5 毫克，5 岁以上：5 毫克
冬眠灵	25 毫克/片	1 片/次。小儿半岁至 3 岁：1/4 片/日；3～5 岁：1/3 片；5 岁以上：1/2 片，1 次/日
撒烈痛（去痛片）	0.5 克/片	1 片/次，3 次/日。小儿 2～3 岁：1/4 片，3～5 岁：1/3 片，5 岁以上：1/2 片
阿托品	0.3 毫克/片	1～2 片/次，3 次/日，或必要时服 1～2 片。小儿 2～3 岁：1/4 片，3～4 岁：1/2 片，5 岁以上 2/3 片，8 岁以上：1 片/次，服药后有脸红反应
烟酰胺	0.1 克/片	1～2 片/次，3 次/日。小儿半岁以下：1/6 片，半岁至 1 岁：1/4 片，1～4 岁：1/3 片，5～7 岁：1/2 片，8～12 岁：2/3 片，13 岁以上：1 片/次。服药后皮肤有发红发热反应
胱氨酸	0.1 克/片	1～2 片/次，3 次/日。小儿 1 岁以下：1/2 片，1 岁以上：1 片/次
脑脉宁	50 毫克/片	1～2 片/次，3 次/日
潘生丁	25 毫克/片	1 片/次，3 次/日
西咪替丁（甲氰咪瓜）	0.2 克/片	1～2 片/次，3 次/日。小儿 5～8 岁：1/2 片，8 岁以上：1 片/次

附录 常用药物剂量表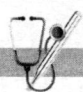

续上表

药　名	规　格	用　法
丙谷胺	0.2克/片	1～2片/次，3次/日。小儿5～8岁：1/2片，8岁以上：1片/次
咳必清	25毫克/片	1～2片/次，3次/日。小儿半岁至2岁：1/2片/次，2～3岁：2/3片/次，3岁以上：1片/次
氨茶碱	0.1克/片	1～2片/次，3次/日。小儿每千克体重：2毫克/次，3～8岁：1/2片，8岁以上：1片/次
化痰片	0.25克/片	1～2片/次，3次/日。小儿半岁至1岁：1/4片/次，1～2岁：1/3片/次，3～5岁：1/2片/次，6岁以上：1片/次
必嗽平	8毫克/片	2～3片/次，3次/日。小儿半岁至1岁：1/2片/次，1～5岁：1片/次，6岁以上：2片/次
甘草片		3～4片/次，3次/日。小儿1岁以下：1/2片/次，1～3岁：1片/次，3岁以上：1～2片/次
风湿灵		4片/次，3次/日。小儿2～5岁：1片/次，5岁：1～2片/次
强筋松	0.2克/片	1～2片/次，3次/日。小儿2～3岁：1/2片/次，5～8岁：1/2～1片/次
保泰松	0.1克/片	1片/次，3次/日。小儿2岁：1/4片/次，3岁：1/3片/次，4～8岁：1/2片/次，8岁以上：1/2～1片/次

续上表

药　名	规　格	用　法
双氯灭痛	25毫克/片	1片/次，3次/日。小儿2岁：1/4～1/3片/次，3～8岁：1/2片/次，8岁以上：1片/次
炎痛喜康	20毫克/片	1片/日。小儿2～5岁：1/3片/日，5～8岁：1/2片/日，8～12岁：2/3片/日，13岁以上：1片/日
强的松	5毫克/片	1片/次，2次/日或3次/日。小儿半岁以下：1/6片，1次/日；半岁至1岁：1/4片/次，2次/日；1～2岁：1/3片，2次/日；3～8岁：1/2片/次，2次/日；9岁以上：1片/次，1次/日或2次/日（注：本药对胃有刺激，胃痛者不宜用）

注：小儿体重计算：年龄×2+7=体重（千克）

1岁以下者：月龄×0.5+3=体重（千克）